免疫性血小板减少症：
医患不同的视角

主　编　杨仁池　　孟寒冰
副主编　周　虎　　周泽平　　高　航

中国协和医科大学出版社

图书在版编目（CIP）数据

免疫性血小板减少症：医患不同的视角／杨仁池，孟寒冰主编. —北京：中国协和医科大学出版社，2019.3

ISBN 978-7-5679-1275-5

Ⅰ.①免… Ⅱ.①杨… ②孟… Ⅲ.①血小板减少症-基本知识 Ⅳ.①R558

中国版本图书馆 CIP 数据核字（2019）第 032636 号

免疫性血小板减少症：医患不同的视角

主　　编：杨仁池　孟寒冰
责任编辑：沈冰冰

出版发行：中国协和医科大学出版社
　　　　　（北京东单三条九号　邮编 100730　电话 65260431）
网　　址：www. pumcp. com
经　　销：新华书店总店北京发行所
印　　刷：北京新华印刷有限公司

开　　本：710×1000　1/16 开
印　　张：16
字　　数：180 千字
版　　次：2019 年 3 月第 1 版
印　　次：2019 年 3 月第 1 次印刷
定　　价：42.00 元

ISBN 978-7-5679-1275-5

免疫性血小板减少症：医患不同的视角

主　编　杨仁池（中国医学科学院血液病医院/血液学研究所）
　　　　孟寒冰（孟桐妃）

副主编（按姓氏笔画排序）：

　　　周　虎（郑州大学附属肿瘤医院/河南省肿瘤医院）

　　　周泽平（昆明医科大学第二附属医院）

　　　高　航（大三哥）

参与编写人员（按姓氏笔画排序）：

　　　王　钱（郡瑶爸）

　　　冉金娣（阿冉）

　　　张英娜（雨菲妈）

　　　胡嘉思

　　　姬献英（姬大侠）

插　画：段君怡（怡宝）

主　编

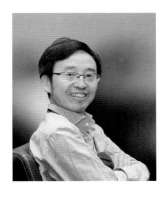

　　杨仁池，主任医师，博士研究生导师。现任中国医学科学院血液病医院（血液学研究所）血栓与止血诊疗中心主任；中国研究型医院学会罕见病分会常务理事、中华医学会血液学分会第十届委员会委员、中华医学会血液学分会止血与血栓学组副组长、中国病理生理学会实验血液学专业委员会血管生物学组副组长、中国医师协会整合医学分会整合血液病学专业委员会中国罕见血液病工作组组长；国家血友病病例信息管理中心负责人，世界血友病联盟国家成员组织（中国）负责人；卫生部有突出贡献中青年专家，享受国务院政府特殊津贴；天津市卫生行业第七届"十佳"医务工作者；获 2006 年度天津市五一劳动奖章；2010 年度天津市劳动模范；《Haemophila》中文版主编，《Haemophila》和中华血液学杂志等的编委。发表第一作者或通讯作者 SCI 论文 98 篇。先后获得国家科学技术进步奖二等奖、天津市科学技术进步奖一等奖、教育部科学技术进步奖二等奖等。

主　编

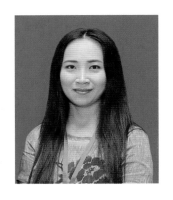

　　孟寒冰，常用名：孟桐妃。ITP 家园血小板病友之家创始人、中国血小板日发起人；白求恩志愿者服务中心主任；中华少年儿童慈善救助基金会 ITP 基金负责人；2017 北京十大榜样人物。北京大学哲学系硕士，清华大学首批公益领袖研修班学员。

　　孟桐妃本人是一名 ITP 患者，她在 15 岁的时候被确诊患有 ITP，一路坎坷走来，深知辗转求医不易，她带病生活，不仅以常人难以想象的努力读完了北京大学研究生，还以积极向上的人格魅力收获了爱情，建立了幸福的家庭。

　　2006 年她开通了新浪博客，把自己的患病经历和经验写了出来，访问量达到 20 万。为了交流方便，她创建了病友 QQ 群。2011 年，为了能够更好地帮助到病友群体，又创办了"ITP 家园血小板病友之家"公益网站。现已全身心投入到公益事业中。

　　她说："有时候也很累，我也不知道怎么坚持下来的，我就觉得身后有很多患者期盼的目光，这件事情我必须得做，就这么做下来了。"她凭借着一种使命感的信念在支撑着自己做这件事，一做就是十几年，被称作有着大爱的向阳花。

副 主 编

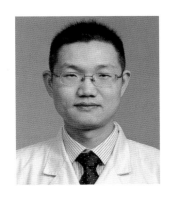

周虎，毕业于北京协和医学院、中国医学科学院血液学研究所。现为河南省肿瘤医院副主任医师、副教授、郑州大学博士、硕士生导师，国际止血与血栓学会（ISTH）会员，中华医学会血液学分会止血与血栓学组成员、中国老年医学会血液学分会全国委员、白求恩基金会血液专业委员会全国委员、中国罕见血液病工作组成员、河南省实验血液学专业委员会常务委员、河南省医学会血液学分会青年委员兼秘书、河南省抗癌协会肿瘤重症专业委员会常务委员、中国肿瘤联盟河南省血液肿瘤委员会常委、河南省生命关怀协会慢性粒细胞白血病协会常委、河南省生命关怀协会淋巴瘤协会委员。

目前作为第一和第二负责人主持国家自然科学基金面上项目 2 项，河南省教育厅科学技术研究重点项目 1 项，同时作为第一负责人担负广东医学院博士启动基金及广东省湛江市科技攻关项目各 1 项。入选郑州大学附属肿瘤医院/河南省肿瘤医院 2014 年科技拔尖人才。近 5 年发表论文 20 篇，其中 SCI 论文 7 篇，主编人民卫生出版社专著《血液分册/内科疑难病例系列丛书》1 部。获河南省医学科技进步奖一等奖 2 项，河南省科技进步奖三等奖 2 项。

副 主 编

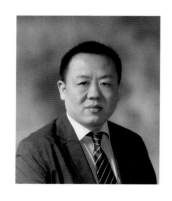

周泽平，医学博士，教授，博士研究生导师。昆明医科大学第二附属医院血液科主任，香港大学访问学者，云南省中青年学术及技术带头人、云南省医学领军人才、学科带头人，云南省省级临床重点专科负责人，昆明医科大学创新团队负责人，云南省血液病学继续医学教育培训基地负责人，学术任职全国委员 4 个，省级副主委 7 个。2011 年 7 月通过云南省高层次人才引进渠道从中国医学科学院血液病医院引进至昆明医科大学第二附属医院血液科。主要从事出血性疾病等血液系统疾病的基础研究和临床工作。

迄今为止作为负责人主持国家自然科学基金 4 项、省部级项目 9 项。取得了许多原创性的研究结果。先后获得省级科技进步奖一等奖、教育部科技进步奖二等奖、中华医学科技奖三等奖、云南省科技进步奖三等奖、国际血栓与止血年会 RTW 奖。参编英文专著《Handbook of Disease Burdens and Quality of Life Measures》及中文专著《临床路径释义》《血液病诊疗规范》《血友病》第二版的编写。发表论文 51 篇，其中 SCI 收录 24 篇。参与制定或修订《中国成人免疫性血小板减少症诊断与治疗专家共识》《弥散性血管内凝血（DIC）诊断中国专家共识》《二代测序技术在血液肿瘤中的应用中国专家共识（2018 年版）》《中国凝血因子临床试验技术指导原则》。

副 主 编

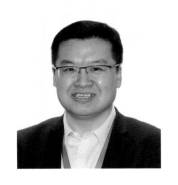

高航，网名大三哥。白求恩志愿者服务中心主任；中国血小板日发起人；ITP 家园血小板病友之家负责人；医患零距离沙龙主讲人。

大三哥是位 ITP 患儿家长，自从孩子生病，他潜心钻研 ITP 知识，观察临床细节，总结经验，积极跟医生交流沟通，他每天与全国的患儿家长交流，在病友之家帮助了无数迷茫的病友及患儿家长，避免了他们在求医路上走弯路。他说："ITP 需要一个漫长的治愈过程，在这个过程中，更多的是考验家长的毅力、选择以及学识。医学本身就是不确定的科学，我们既要严谨又不要刻舟求剑。所以作为家长，既要懂疾病，又要懂患者，还要懂医生，要学会看病，学会医患共享决策，分担一部分医生压力，给社会一份和谐。全国有多少 ITP 患者，就有多少 ITP 家庭。他们需要我们，需要我们能够设身处地去为他们着想，去帮助他们，给他们以希望。这是一份压在我们肩头的重担，为此我们需要做太多太多工作。"针对家园病情复杂的病友，在其治疗过程中，他都积极给予治疗建议，使其得到及时有效的治疗。

他从事患者管理工作多年，一直立足患者心理传播大爱精神。他呼吁"创建和谐医患关系，缓和医患纠纷，合理利用现有医疗资源"，主张"公益不是看你捐了多少钱，而是看你带动了多少人参加公益"来影响公众。

温馨的港湾
——ITP 家园血小板病友之家

初发病的 ITP 患者往往非常焦虑甚至抑郁，近年来在全国各地医院的血液科门诊，经常能听到一些专家和患者向新病人介绍病友组织——ITP 家园血小板病友之家。医患一致认为，ITP 家园是病友的好参谋、医生的好助手。

ITP 患者组织成立于 2006 年，第一个 ITP 病友 QQ 群由成年患者孟桐妃建立，与病友分享病理常识与生活经验。随着患者的日益增多，为了建立资料库并服务更多病友，2011 年她又建立了"ITP 家园血小板病友之家"网站（网址：www.itphome.org），2014 年同名微信公众号开通，2016 年 APP（血小板之家）上线，2018 年成立白求恩志愿者服务队，致力于搭建医患关系和谐的桥梁。

截至目前，ITP 家园已经拥有注册人数近 10 万人，下设 100 余个血液病及免疫性疾病相关的病友 QQ 群，并组织专家义诊、讲座和医患交流会百余次，印刷患者指导手册，配合医院做患者调查等。为救助危困患者筹款累计 200 多万元。为了让更多的人关注血小板相关疾病，还以 ITP 家园小患儿家庭的故事为原型拍摄了公益片《爸爸我爱你》，在 2016 年联合医学界和基金会发起设立了"3·20 中国血小板日"，并启动"中华血液公益行"系列医患活动，以帮助到更多地区的患者和家庭。

注："ITP"是英文 immune thrombocytopenia（免疫性血小板减少症）的略语，为简化称谓，本书对此症均称为 ITP。

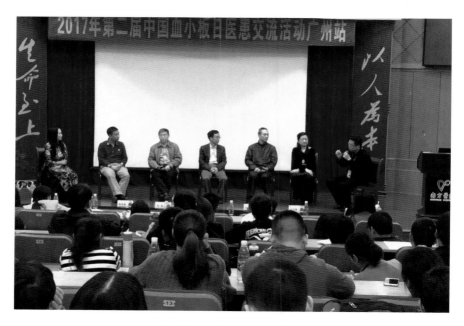

2017 年医患零距离现场答疑

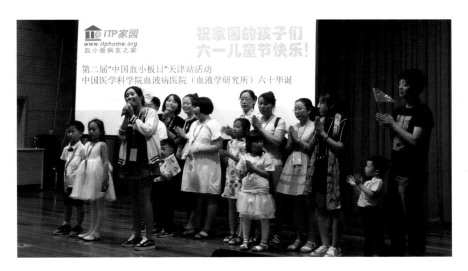

2017 年中国医学科学院血液病医院医患活动之表演

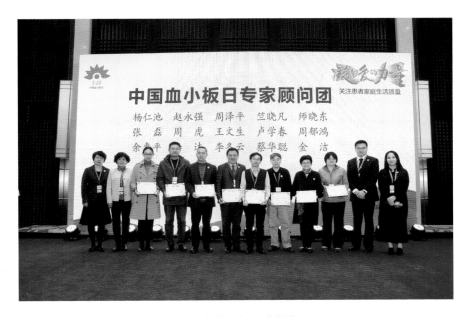

2018 年家园好医生颁奖

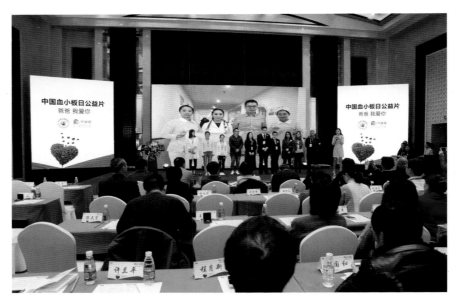

中国血小板日公益片《爸爸我爱你》主创人员

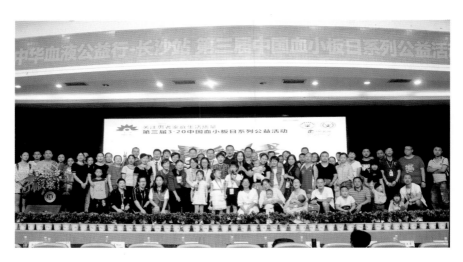

"中华血液公益行"走进湖南

有一种情同手足的关系叫板友

ITP 家园的灵魂是孟桐妃和大三哥，他们是稳定军心的定海神针，是大家的主心骨。

从 2006 年到现在十二年间，ITP 家园的志愿者团队已经有 200 多人，由来自全国各地的患者和家属以及爱心人士组成，有工人、有教授、有学生、有白领、也有家庭主妇，分别服务于家园的编辑部、技术开发部、患者救助中心、国际事务部、QQ 群管理部等工作组。志愿者们每天的习惯就是白天工作，闲暇时候在网上与患者交流、谈心，指导新患者正确就医、科学治疗，毫无保留地分享疾病知识和经验。除了疾病交流，大家还经常一起聊聊家常、说说生活、学习、情感，大家一起疯、一起笑、一起哭……

在家园久了，病友们也都是一家人了。我送你一包糖，你送我一瓶醋；我给你织件毛衣，你给我寄只艾灸宝；平时经常走动，比亲戚都热乎。

信任是最好的托付，陪伴是最长情的告白。ITP 家园血小板病友之家今后将继续"服务更多血小板疾病患者，做更多有价值的事"。

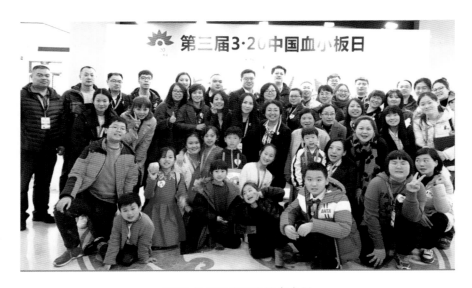

2018 年 ITP 家园志愿者合影

前　言

　　免疫性血小板减少症（ITP）是临床上比较常见的一种出血性疾病。无论是患者本人和（或）患者家属，甚至医务人员都对于这类疾病的认识有较多的误区。其中原发性ITP属于血液病范畴，过去称为特发性血小板减少性紫癜。无论是原发性还是特发性，都是强调其病因不明。通过大系列多中心长期前瞻性临床观察，发现有1/3患者临床上并无出血表现，因此，在2009年的国际ITP共识中将病名中的"紫癜"去掉，增加了"免疫性"，强调其致病机制是免疫因素。如前所述，由于大家对于这类疾病的认识不足甚至错误，导致患者和（或）家属过度焦虑，医生过度治疗等。

　　ITP家园作为患者和（或）患者家属自发成立的病友组织，其核心成员收集整理了大量的相关病例。我们作为长期从事ITP临床诊治和基础研究的专业人士，此次有幸与ITP家园的朋友们一起合作，从医患各自的角度对每个真实病例进行描述与点评，旨在提高大家对于这类疾病的认识。希望能够对于ITP患者、患者家属以及医务人员有所帮助。

本书选取的 ITP 病例涵盖了各个年龄段的原发性 ITP、继发性 ITP 等。此外，为了让读者对于这类疾病有更深入地了解，我们在最前面的两章中对血小板的生成和哪些病人可以发生血小板减少进行了介绍。

限于我们的水平，不足之处恳望批评指正。

本书的及时出版有赖于出版社老师们的辛勤工作，在此表示感谢！

杨仁池　周泽平　周　虎

2019 年 1 月 3 日

目　录

血小板是如何形成的

血小板，是人体血液中的一种有形成分。虽然乍听起来并不起眼，但作用却是无比巨大的。它的主要功能是参与止血和凝血。也就是说，人一旦缺少了血小板，轻则流血不止，重则危及生命。所以了解血小板是一件很有必要的事情，下面我们来看看血小板是如何形成的，也就是它们的起源如何。

血小板是骨髓成熟的巨核细胞胞质解脱落下来的小块胞质。想要了解血小板，我们先来了解一下什么是巨核细胞。巨核细胞来源于骨髓中的多能造血干细胞，经过混合巨核细胞祖细胞、早期巨核细胞祖细胞、巨核细胞祖细胞等细胞分化逐步转变为成熟巨核细胞。而这分化就好比一个细胞从最开始的新生儿状态一步一步长大成人的状态（图1）。而成熟巨核细胞会将其胞质变形，延伸进入骨髓窦腔，在骨髓窦腔中胞质组件与核脱离、分割、释放血小板。由此血小板产生。

具体的形成过程大致分为两个部分：

首先，巨核细胞在经历几个祖细胞阶段时，会形成一些成熟血小板的 α 颗粒内容物，如血小板第 4 因子、β-血小板球蛋白、

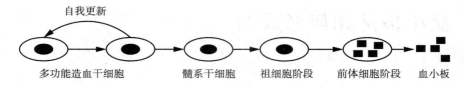

图 1　血小板形成过程

血小板膜糖蛋白Ⅱb/Ⅲa等。这些东西就像巨核细胞上的红旗一样，当巨核细胞发育到一定阶段时，他们会举起红旗表明巨核细胞发育阶段。而发育到一定程度时，这些细胞就会向两个方向发展。一部分巨核细胞继续分化，另一部分巨核细胞则停止分化，向成熟方向发展，成熟的巨核细胞膜表面形成许多凹陷，伸入胞质之中，相邻的凹陷细胞膜在凹陷深部相互融合，这会使胞质体积大量增加，细胞内出现大量的颗粒，而这些颗粒会有界膜将其分割开。这些增大的胞质被分割断裂开而形成最初的前血小板（图2）。

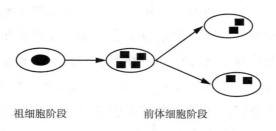

图2　前血小板形成过程

然后，前血小板经过骨髓造血组织中的血窦进入血液循环，可能在肺、脾内经过一系列目前仍不清楚的过程变成血小板。也有研究表明，肺组织中的巨核细胞可以产生血小板（约占 7%）。而这种生成机制是受到刺激机制和抑制机制的调节。这就好比种子形成过程中需要增加营养物促进生长，但同时也有害虫会阻碍种子的生长。刺激机制中促进血小板生成（类似于营养物）的两种主要因素是巨核细胞集落刺激因子和血小板生成素（TPO）。这两种营养成分会促使巨核细胞生长发育成熟而产生血小板。而抑制机制中阻碍血小板生成（类似于害虫）的主要因素是血小板第 4 因子、α-血小板球蛋白等，这些害虫会抑制巨核细胞及其祖细胞生长而使种子不能发育成为血小板。

新生成的血小板先通过脾，约有 1/3 血小板在脾贮存。贮存的血小板可与进入循环血中的血小板自由交换，以维持血中的正常量。每个巨核细胞产生血小板的数量每立方毫米 200~8000 个。血小板的寿命 7~14 天，每天血小板总量的 1/10 会发生更新，大多数衰老的血小板则会在脾中被清除。

正常状态的血小板呈两面微凸的圆盘形，直径从 $1~4\mu m$ 到 $7~8\mu m$，多数为 $2~3\mu m$，平均体积为 $8\mu m^3$（$5~12\mu m^3$）。血小板因能运动和变形，故用一般方法观察时表现为多形态。一般细胞通常含有细胞核，而血小板为无核细胞，但有细胞器，内部还有散在分布的颗粒。血小板一旦与非血管内膜表面接触，则会迅速扩展，颗粒就会向中央集中，并伸出多个伪足，变成树突型血小板。随后这些颗粒大部分被释放，血小板与血小板融合成为黏性变形血小板。树突型血小板如及时消除其刺激因素还能变成循环型血小板，黏性变形的血小板则为不可逆转的改变。血小板的结构复杂，血小板膜是附着或镶嵌有蛋白质双分子层的脂膜，膜中含有多种糖蛋白，糖蛋白Ⅰb与黏附作用有关，糖蛋白Ⅱb/Ⅲa

与聚集作用有关，糖蛋白V是血液凝固过程中的一个凝血受体。血小板膜外附有由血浆蛋白、凝血因子和与纤维蛋白溶解系统有关分子组成的血浆层。血小板胞质中有开放管道系统和致密管道系统，前者是血小板膜内陷在胞质中形成的错综分布的管道系统，通过此管道系统，血浆可以进入血小板内部，从而扩大了血小板与血浆的接触面积；致密管道系统管道细而短，与外界不通。血小板周缘的血小板膜下有十几层平行作环状排列的微管，近血小板膜处还有较密的微丝（肌动蛋白）和肌球蛋白，它们与血小板形态的维持及变形运动有关。血小板内还散在分布着α颗粒和致密颗粒两种颗粒。另外，血小板中还存在有线粒体、糖原颗粒等。简言之，由外向内有3层结构：第一层由外膜、单元膜及膜下微丝结构组成；第二层为凝胶层，电镜下可到与周围平行的微丝及微管构造；第三层为微器官层，有线粒体、致密小体、残核等结构。这3层膜具有不同的具体细微结构，共同协助完成血小板的功能。

如前所述，血小板的主要作用是止血和凝血。正常生理情况下，若血管受创伤而出现出血时，一方面，血小板迅速黏附于创伤处并聚集成团，形成较松软的止血栓子；另一方面，血小板也能促进创伤处血液迅速凝固，凝结成块的血液成分形成了最坚实的止血栓子而堵塞创伤处，达到迅速止血和凝血的目的。第二段主要是促进血凝并形成坚实的止血栓子，这就像一根通畅的管道发生意外破口漏水时，我们会使用塞子堵住破口处以防止继续漏水的目的。

一般情况下，血液中的血小板正常值为（100～300）×10^9/L。若血小板多于300×10^9/L，则称为血小板增多，这将使血管中的血小板容易发生凝固，形成栓子堵塞于血管某部位引起相关疾病，如静脉栓塞。若血小板于 $100×10^9/L$，则称为血小板减少，这将使血管在受到创伤时，血小板数量不够迅速聚集成团形成巨大的栓子填塞住创伤处而流血不止，且有自发性出血的风险，轻则鼻出血、牙龈出血等，重则胃肠道出血、颅内出血等严重危及生命的出血。

这充分说明，血小板是血液中不可缺失的部分，维持着机体运行的重要功能。

（周泽平）

哪些病人可以发生血小板减少

血小板减少的原因有很多，可与遗传有关，但是还有一些原因是我们平时容易忽略的，临床各科室均可见到血小板减少的患者，接下来我们就介绍一些可能会导致血小板减少的其他疾病，希望大家可以更好的了解。主要包括以下几类。

一、血小板生成减少

1. 遗传性　如范科尼（Fanconi）贫血、先天性伴畸形无巨核细胞血小板减少症、梅-赫格琳（May-Hegglin）异常等。

2. 获得性　获得性血小板生成减少是由于某些因素如药物、恶性肿瘤、感染、电离辐射等损伤造血干细胞或影响其在骨髓中增殖所致。这些因素可影响多个造血细胞系统，常伴有不同程度的贫血、白细胞减少和骨髓巨核细胞明显减少。

（1）血液系统疾病　①造血干细胞病变：如再生障碍性贫血等；②骨髓损伤：某些疾病浸润骨髓，直接破坏造血微环境和造血干细胞，导致血小板生成减少，如骨髓转移癌、多发性骨髓瘤、白血病、恶性淋巴瘤、骨髓纤维化等；③血小板无效生成：

特征为骨髓巨核细胞增多，而血小板更新率下降，如巨幼细胞贫血、骨髓增生异常综合征、部分缺铁性贫血、红白血病。

（2）药物因素　化疗药物、抗生素（利奈唑胺、万古霉素、利福平等）、解热镇痛药、抗甲状腺药物、降糖药、抗癫痫药、苯及无机砷等可能导致全血细胞减少，氢氯噻嗪、雌激素、甲磺丁脲等选择性抑制巨核细胞导致血小板减少。

（3）感染因素　感染是引起血小板减少的一个主要原因，导致感染的病原体主要有细菌、病毒、支原体、衣原体等，其中呼吸道病毒感染最常见，包括巨细胞病毒、EB 病毒、人类免疫缺陷病毒（HIV）、乙型肝炎病毒等。细菌、病毒等可以抑制骨髓巨核细胞，使巨核细胞停止分裂，导致血小板生成减少。

（4）其他因素　放射性损伤，维生素 B_{12}、叶酸缺乏等。

二、血小板破坏或消耗过多

1. 非免疫因素

（1）血管内膜粗糙　血管内异物引起血小板机械性破坏，如血管炎、人工心脏瓣膜、动脉插管、体外循环、血液透析等。

（2）血小板消耗过多　如血栓性血小板减少性紫癜是以微血管病性溶血性贫血、血小板聚集消耗性减少及微血栓形成造成器官损害为特征的弥散性血栓性微血管病，典型患者具有五联征，即发热、血小板减少、溶血、肾功能损害和神经系统症状。

（3）重症感染　各种炎症介质或内毒素等可通过多种途径促进血小板活化，激活内、外源性凝血途径，促进血小板的聚集、黏附，同时机体抗凝及纤溶系统受抑制，进一步导致局部甚至全身微血栓形成，甚至引起弥散性血管内凝血，血小板消耗增多，从而引起血小板减少。同时细菌及代谢产物、内毒素对血小板的直接及间接损害作用，也导致血小板减少。

（4）妊娠　其病因较复杂，主要有 ITP 及妊娠相关血小板减少。ITP 患者可出现在妊娠早期，其抗血小板抗体多为阳性，骨髓穿刺检查可发现巨核细胞成熟障碍等，ITP 可使血小板破坏增多，血小板下降明显，增大出血风险，需积极进行治疗。妊娠相关性血小板减少是由于孕妇生理性血容量增加、血小板生理性破坏等导致血小板减少，是妊娠生理性变化，具有自限性，血小板减少的程度通常较轻，血小板数量一般大于 $50 \times 10^9 / L$。

（5）心脑血管疾病　急性冠脉综合征（包括急性心肌梗死和不稳定性心绞痛在内的一组临床综合征）、脑梗死患者的血小板计数可能减少。发生冠心病时，冠脉内血栓形成导致血小板大量消耗，血小板迅速下降，心肌梗死患者下降更为明显。

（6）糖尿病　患者体内血小板处于活化状态，表现为血小板黏附、聚集及释放反应增强，导致血管内凝血，微循环障碍，糖尿病患者血小板计数减低的原因可能是血小板活化后消耗增多，破坏加速。

（7）肺结核　用药治疗期间可发生血小板减少，而利福平是导致血小板减少发生概率最高的药物，它在杀灭结核分枝杆菌的同时也作为一种半抗原，刺激人体免疫机制产生抗体，然后与抗体结合形成复合体抗原，并附着在血小板的表面，使血小板被破坏得更快，尤其在炎症情况下，其导致血小板下降的程度更严重。

（8）消化道出血　血小板参与止血、凝血，使得血小板消耗增多。

（9）其他　弥散性血管内凝血、溶血尿毒症综合征、蛇咬伤、急性呼吸窘迫综合征、严重烧伤等。

2. 免疫因素

（1）有血小板自身抗体的疾病　如 ITP、系统性红斑狼疮、干燥综合征、系统性硬化症、多发性肌炎、类风湿性关节炎、脊柱关节病、混合性结缔组织病，主要是产生了相对于结缔组织自身抗体所介导的造血负调控因子。ITP 目前被认为是一种器官特异性自身免疫性出血性疾病，是由于人体产生抗血小板自身抗体导致单核-巨噬细胞系统破坏血小板过多造成血小板减少，但其病因尚不完全清楚，发病机制也未完全阐明。

（2）病毒及细菌感染　如 HIV 感染、上呼吸道感染、麻疹、水痘、流行性出血热、伤寒、病毒性肝炎、败血症等。

（3）有血小板同种抗体　如新生儿血小板减少症、输血后紫癜。

三、血小板分布异常

1. 乙型肝炎后肝硬化　循环免疫复合物沉积于血小板表面引起血小板自身性溶解，同时免疫复合物亦可沉积于造血干细胞表面，使血小板生成减少。

2. 各种原因导致的脾大　如原发性脾功能亢进、脾肿瘤、脾充血、骨髓纤维化、肝硬化等，可使血小板在肝、脾滞留，血小板分布异常，引起血小板生成减少。

四、假性血小板减少

1. 血液凝集　主要见于抽血不顺利，多次穿刺，止血带绑扎时间太长，抗凝剂的比例不足，组织液进入血液，采血后混匀不及时、不充分。

2. 乙二胺四乙酸（EDTA）依赖性血小板减少　患者血小板

表面存在某些隐匿性抗原，EDTA 的存在刺激了这些隐匿性抗原，使得血小板发生黏附聚集，体积增大超过了仪器对血小板计数阈值设定的范围，使得血细胞计数仪无法识别而不被计数，导致血小板假性减少。

3. 其他　储存时间过久、异常蛋白血症、高镁血症、高胆固醇和高甘油三酯血症，均可导致血小板计数减低。此外，低温可激活血小板，也会导致血小板假性减少。

上述均为引起血小板减少的原因，病情轻重不一，病因众多，我们在临床工作中如遇到血小板减少的患者，需积极通过病史采集、骨髓检查等方式进行病因学诊断，总结经验，发现问题，以制订相应的治疗措施。而对于假性血小板减少，如未被及时发现，会给患者的诊断和治疗造成许多麻烦，甚至会引起医疗纠纷，因此及时发现尤为重要，不可盲目输注血小板。

（周　虎）

儿 童 篇

我们和 ITP 有个约会

◎作者/ 郡瑶爸

对我们一家来说，2013 年 11 月 3 日，是一个最不想提起却又终生难忘的日子。从这一天起，我的一家和 ITP 就开始有了交集。

其实在发现大闺女血小板减少的前一年秋天，孩子左边的鼻子就会时不时地流起鼻血，一般都发生在夜里或者早上，不过大概两三分钟后可以自行止住。后来我们又发现孩子的腿部偶尔会有淤青，只怪那时候我们做家长的都还太年轻，以为是孩子年纪小，调皮玩耍时的磕碰也在所难免，就没特意关注。

有一天，我很偶然地发现孩子的额头上长了几个红点点，当时还以为是过敏了，可是过了好几天，这些红点点非但没褪下去，甚至还有继续增多的迹象，于是我们就带着孩子到了家附近的皮肤科检查。

医生先安排我们查了血常规，当他发现大闺女的血小板计数只有 $32×10^9/L$ 的时候，脸色马上变得非常凝重，并且很严肃地告诉我们：孩子的血小板计数还不足正常值下限的 1/3，我们所看到的红点并不是因为过敏，而是皮下出血造成的。血小板计数太低将可能引起致命性的内出血，建议立刻转往综合医院血液科进行复查。

【杨仁池点评】 由于疾病没有确诊，这位皮肤科医生的建议是完全正确的，如果是以血小板减少起病的恶性血液病或者其他系统的疾病，当然应该尽快到血液专科就诊以明确诊断，及时治疗。

当时我就一愣，不就是几个红点点嘛，真的有必要这么折腾吗？但是看到医生万分焦急的模样，听到血小板减少可能带来的后果那么瘆人，我们便不敢再考虑去药店买点药膏回家抹抹的方案，而是马不停蹄地去了市里的三甲医院。

当时费了九牛二虎之力才挂到了儿科专家号，本想着好好咨询一下，好端端的孩子怎么就突然血小板减少了呢？没想到在三甲医院看病的人实在太多了，医生只是看了一眼血常规报告，也没时间多作解释，就直接安排住院治疗，前后不超过两分钟。当时我和小伙伴们都惊呆了，孩子明明看起来欢蹦乱跳的，竟然还需要安排住院治疗？

当时虽然心不甘情不愿地住了院，但心里还是在犯嘀咕，真的有那么恐怖吗？

入院后紧急复查血常规，没过一会工夫，医生一路小跑着来通知我们，孩子的血小板计数已下降至 $6 \times 10^9/L$，随时有大出血的风险，必须严格卧床、严禁下床走动，还拿来病危通知书让我们签字。

【杨仁池点评】 人体止血过程有赖于三方面：血小板、血浆中的凝血因子和血管壁。如果后两者都没有问题，当然是血小板越低出血风险越大。因为此时患儿仍然没有明确诊断，医生下达病危通知书完全正确。

孩子还在旁边叽叽喳喳跟我讨论一会去哪个游乐场玩耍，连蹦带跳的根本看不出有一丝疲倦，怎么就是病危了呢？

我仔细看了看医生的眼神，不像是逗我玩，医院更是我们当地最好的，我懵了，一下子接受不了这个事实。生平第一次签病危通知书，还是签给才 3 岁多的大闺女，我的脑袋只剩一片空白，浑身打起哆嗦，欲哭无泪，只能颤抖着手，鬼画符一样把字给签了。

做骨穿的时候，医生不让家长陪在孩子旁边，估计是怕我们受不了那种场面。想着孩子还那么小就要接受骨髓穿刺，而且是一个人躺在冰冷的床上，独自面对那么粗的针头，我们忍不住号啕大哭起来，心真的都要碎了。

过了一会儿，帮我们做骨穿的护士推门出来，眼里闪着淡淡的泪光，对我们说："你家闺女真棒，在骨穿的时候竟然一声都没哭，眼睛直勾勾地看着我，悄悄地跟我商量：'阿姨，请帮我轻轻地扎，好吗？'"看到孩子如此懂事、坚强，没出息的我们再次情绪失控，失声痛哭……

骨穿诊断意见为巨核细胞成熟障碍伴血小板减少，用药方案为：丙种球蛋白+单采血小板+氨甲环酸+地塞米松等。当时单采血小板资源还是非常紧张的，好在我家有不少本献血证，这下可派上了用场，孩子顺利用上了血小板。多管齐下，孩子的血小板计数很快升到了 $308×10^9$/L。

【杨仁池点评】 血小板计数迅速升高主要是因为丙种球蛋白+单采血小板，目前一般不主张给 ITP 患者输注血小板，除非发生颅内出血。

我们以为这下终于没事了，现在来看，当初的想法实在是太天真了。

出院前，医生一再嘱咐我们：这个病比较容易反复，一定要按时服药，记得及时过来复查。我们唯唯诺诺地答应着，心里却在嘀咕，血小板计数升起来不是挺快么，医生为啥对自己治疗ITP那么没有自信呢？现在想想，医生的提醒其实真诚又贴心。

出院后我们遵医嘱给孩子口服醋酸泼尼松片，隔1周复查血常规，血小板计数为 $230×10^9$/L，医生安排激素减小剂量继续口服。

【杨仁池点评】 现有证据表明，激素治疗并不能改变ITP的自然病程。因此，对于儿童ITP患者而言，激素连续使用时间不宜过长，以免影响儿童的生长发育。

那时候我们对ITP一无所知。因为孩子嫌药苦不愿意再吃，又看到检查结果已经在正常范围，所以，从复查的第二天起，我们就任性地自行停药了。

可怕的是，停药之后大概1周，孩子的面部再次出现出血点，并有增多迹象。这时候我们的心里开始慌了，赶紧带孩子去复查血常规。果不其然，血小板计数又大跳水，只有 $54×10^9$/L。我们一边万分自责，后悔自己过于任性；一边又自作聪明，把激素剂量恢复成停药前的状态开始吃起来。

【杨仁池点评】 虽然家长的心情可以理解，但是处理是完全错误的。如前所述，血小板并非决定出血与否的唯一因素。如果没有发生鼻腔出血不止、口腔血疱等黏膜出血情况，儿童ITP发生致命性出血的概率极低。在日常生活中，应该主要关注患儿的出血体征，而不是血小板计数。

花了近万元治疗，才出院半个月，病情就又出现了反复。那时候的我们不仅对ITP产生了刺骨的恐惧，还对当地三甲医院的医疗水平产生了深深的怀疑。

下一步到底该怎么走呢？万分无奈之下，我们想到了万能的百度。在搜索框里飞速输入 ITP，首先跳出来的是一家血液病研究所。他们的在线客服人员不仅特别热情，而且交流起来也让人感觉很专业。他们提出了一大堆听起来高大上的治疗方法，比如免疫细胞激活疗法、活性植物清髓疗法、培元固本疗法等等，总结起来就一句话，这个病只有找他们能治好，而且找他们肯定能治好。

听他说得那么玄乎，我们差点就信了。我还弱弱地问他："我们需要提前做些什么准备啊？"对方回答道："带 20 万过来就行，保证 1 个月内给你们治好。"

那时候，家里刚买了房子，房债还没研究清楚，我们去哪里找这 20 万啊？

一边是流鼻血很难止住的大闺女，一边是辛苦多年攒下的温暖小窝，纠结半天，我还是颤声跟孩子妈妈说："要不，咱们找人把房子处理了吧？孩子的事儿要紧！"她咬着嘴唇愣了半天，就问了一句："真的没有别的办法了吗？"

一时想不到办法，心乱如麻的我手哆嗦着点燃一支烟，继续翻看下面的链接，发现了一份中华医学会血液学分会的专家名单。

我马上灵机一动，想着能进入这份名单的医生肯定是这个领域中绝对的大佬，他们肯定能救我的大闺女，要不就根据这份名单逐一拜访吧。

我们就像哥伦布发现新大陆一样欣喜若狂，甚至很快做了一份详细的表格，注明了专家所在的城市以及拜访路线。我们打算一一去拜访这些专家，要是路上没有钱了，我们就去街头卖艺，就算是乞讨要饭，也要把孩子的病治好。

就在我准备关电脑出去买车票（当时的移动互联网服务还不太发达，买车票只能去车站）的时候，突然有个叫做"ITP家园血小板病友之家"的网站映入了我的眼帘。我点击进去，发现网站涵盖的项目好多，除了医学资讯、知识库，还有名医在线，论坛里更是可以自由发帖提问。

抱着试试看的态度，我加入了ITP家园的病友群，紧接着就很白痴地问了一句："ITP好治吗？能治好吗？"没想到群里的管理员和热心的病友第一时间就给了我答案："ITP是常见的出血性疾病，属于良性疾病；这个病的诊断很重要，首先要做好排查工作，看自己到底是不是ITP；暂没有证据表明药物可以改变ITP的自然病程；多注意出血情况，要避免过度治疗……"

我把孩子的情况大概介绍了一下，并提出自己打算外出求医的想法。有个江苏的病友告诉我，他们省内的苏州儿童医院在这方面的优势较为明显，可以重点考虑。

心急如焚的我们当天晚上就赶到了苏州儿童医院，凌晨起来排队挂当天的专家门诊号。

六十多岁的老专家听说我们是从徐州赶来请她看病的，很诧异地问："看个ITP你跑这么远干啥？"专家给出的治疗方案还是口服激素，只不过为了减轻副作用，她将药物调整为甲泼尼龙片，并将服药方式改为晨起顿服。

经常去查血，孩子也明白了血常规上的那个数据对她特别重要。有一次复查血小板计数，结果有将近$200×10^9$/L。拿到报告，我赶紧兴奋地拿起电话，准备给家里报喜。大闺女一把抢过血常规报告，自己再三查看这个结果是真的，她又蹦又跳又地撒着欢儿，一边跑还一边大声吆喝："我终于好了，再也不用吃苦药了……"

哎，这话，哪像是不到 4 岁的孩子说的啊？我听到后真的是百感交集，不知说什么是好。在孩子没生病之前，我虽已升级为爸爸，但其实内心还像是一个没长大的孩子；孩子一生病，我好像瞬间就成熟了许多，变成了传说中的慈父。

这轮激素用下来，效果还是比较理想的。用药的绝大多数时候，血小板计数都在正常范围，即使偶尔低于正常值，也基本保持在 $50×10^9$/L 以上。

直到有一天，孩子再次出现严重鼻出血，前后持续了将近 5 个小时，用卫生棉沾上云南白药堵上了鼻腔后，又开始从嘴巴里出血。孩子不小心咽下后感觉反胃，吐出了好大一滩血，那个场面，现在想想还心有余悸。

这时我开始反思，千里迢迢、车马劳顿去苏州求医问药是否确实必要？接下来，我们又尝试在省内找位名中医把脉开药，可惜闺女还是嫌苦，只吃了一副药就再也不肯吃了……

在 ITP 家园病友群时间久了，我们慢慢学习到了很多关于 ITP 的基础知识，也掌握了 ITP 患儿的日常护理技巧，还结识了很多同病相怜、风雨同舟的兄弟姐妹。

在每天的密切交流中，我们的心不再焦虑，不再每天盯着出血点，在没有明显出血的时候，尽量正常生活，该吃吃、该玩玩，不刻意控制。大闺女现在的血小板计数一般在（60～80）×10^9/L，学业一点没落下，包括体育课也在正常上的，二年级的时候还当了一年小班长，每年都会拿几张奖状回家。

从第一届"3·20 中国血小板日"活动发起时开始，我们就多次参与了由 ITP 家园组织的公益活动。在与各位专家老师交流中，我们不仅学习到了关于疾病的专业知识，更真正感受到什么叫医者仁心。

在与各位病友的交流中，我们更是深切地认识到：ITP 虽说就像是血液病里的一个小感冒，却对于患者本人、家庭和家族来说，却意味着病痛压力、心理压力和经济压力的三座大山，压得人根本喘不过气来。

所以我们跟 ITP 家园一起，呼吁社会各界更加关注血液病患者，并予以一定的支持。

几年下来，我们慢慢认识到，在疾病面前，医生和患者应该是天生的战友，并肩作战。

患了 ITP，我们更加懂得生命的意义，更加珍惜平淡的生活，苦难让我们的心更柔软，更愿意用自己微弱的光，温暖身边的这个世界。经历过，我们才知道，有时候一袋血小板，就能决定一位病友能不能坚强地活下来。所以我和 ITP 家园志愿者一道，大声疾呼社会各界进一步支持无偿献血事业，特别是成分血捐献；号召医患根据疾病特点，合理使用宝贵的血小板资源，坚持把有限的血小板留给最需要它的病友，以最大限度发挥其临床作用。

（PS：几年来，我和 ITP 家园数十名志愿者一起，一旦听说哪里急需用血就勇敢地撸起胳膊，把对家人的爱升华成了对生命的尊重。）

ITP 君，我们今生有这么个约会，一定是因为特别的缘分，拉拉扯扯这么多年，我们别再较劲，和解了吧！我们保证不再考虑把你斩草除根，但你也别太为难我们，好吗？你要觉得和我们在一起好，那我们就一直好好的吧，来，拉钩儿！

【杨仁池点评】 这个故事很好地为我们展现了患儿家长在得知女儿罹患 ITP 后的心路历程，同时也真实体现了医务人员对于本病的认识。75%～80%的儿童 ITP 患者在患病后的 1～2 年内可以自愈或者治愈，国外报道的最长自愈年限为 15 年。

正如这位家长所说，ITP 是一种良性疾病，除非发生致命性出血，否则不影响患儿的生长发育。无论是医务人员还是患儿家属，应该主要注意患儿的生活质量和出血体征，不应过分关注血小板计数。对于慢性 ITP 患儿而言，还应该关注太过积极治疗给患儿带来的治疗相关副作用。

www.itphome.org
血小板病友之家

新生儿自愈

◎整理/ 阿　冉

　　我来讲述一下我们家宝宝发现血小板数低以及自愈的整个过程，不知道对病友群里的宝爸宝妈有没有参考价值，最起码应该算是一份正能量。

　　宝宝能够自愈，也得到了 ITP 家园群里很多家长和专家的帮助。在此感谢群里的管理员以及各位家长。真诚的感谢你们，正因为有你们耐心的解答，才有现在的完美结果。

　　我们宝宝是 2017 年 4 月 19 日出生，小家伙呱呱落地，一家人的喜悦之情无以言表。但糟糕的心情从 20 日早上一份血常规开始，那天早上医生常规查房时发现宝宝面部较黄，就喊去检验科抽血化验一下是否有溶血，于是我就带着宝宝去抽血化验。大约在半个小时后，检验科的医生给我打电话，叫我赶快过去一趟，当时不明白什么事，但是心已经有些慌了，检验科的医生并没有把化验单直接给我，而是急匆匆地带我去了三楼一个办公室。办公室的医生拿出一个《危急值登记》的文件袋。登记后医生才告诉我说："你们家小孩血小板数只有 $46×10^9/L$，很危险。如果继续下降，有可能造成颅内出血或者肝脏出血等情况。我建议你们马上转院治疗。"然后医生叫我下去安排一下。

我当时脑袋一片空白，晕沉沉地走出了办公室，马上在百度上查关于血小板的情况。越查心里越害怕，又去儿科医生办公室找当时的主任，主任建议明天再查个血常规看看。

接下来的一天都是在百度查资料，熬到了第二天一早，赶紧带孩子去查血。结果血小板计数是 $55×10^9/L$，医生又明确告知我们需要马上转院治疗。中午我们转到了市儿童医院，办了相关的手续后医院就让我们回家，只有每周一、四可以来医院询问孩子的病情，其他时间无人接待。觉得在医院孩子也就很安全了，或许血小板就会慢慢升上去了，于是我们就这样放心地回家了。没想到当天下午 3 点左右，医院突然打电话说孩子的血小板已经降到了 $22×10^9/L$，需要马上输血小板，询问我们是否同意输。当时我听说是保命，就毫不犹豫地答应了，并且积极配合医院的安排去献血站献了血。

这次住院总共 10 多天，在医院具体怎么治疗的不是很清楚，大概了解到是输过两次血小板，打过两瓶丙种球蛋白，还有一些抗感染的药物治疗。血小板变化是最开始输血小板后是 $94×10^9/L$，10 天后血小板又降为 $25×10^9/L$，便再次输注血小板。

【周泽平点评】 如果不存在血小板功能异常或凝血功能异常的情况，如果没有出现危及生命的出血存在，ITP 患者一般不建议输注单采血小板。如果没有明显的出血，针对目前 $25×10^9/L$ 的血小板水平可以观察而不治疗。

孩子出院是第二次输完血小板的第三天，当时接他出院是我主动要求的，因为所在的市儿童医院说需要做骨穿了，我心里的想法是就算要做骨穿，也要想办法去成都最好的华西儿童医院做。

【周泽平点评】 骨穿对于ITP，尤其是儿童ITP的诊断不是必须的。除非是一线治疗效果欠佳，ITP的诊断存在疑问等情况，可以通过骨髓细胞学检查除外其他可能的血液系统疾病。外周血细胞形态学检查可以作为常规检查以除外常见的血液系统疾病。

出院当天就带孩子到华西儿童医院去看专家，专家把我之前的病历分析完，又加一个血常规板值检查，结果出来血小板是$51×10^9$/L，医生表示我不该接他出院。因为这个医院床位非常紧张现在很难住上院，并且娃娃这么小，没几个医院敢做骨穿，你还带他出来，你这不是害了他。当时听完我好懊悔，全身冰凉，真心觉得是我自己把娃娃害了。

华西这边专家给我开了住院证，叫我自己想办法弄床位，我来到住院部问，根本没有床位，并且外面还排有几十上百号的人等着入院，看来想住华西没有希望了。于是马上给之前市儿童医院打电话想回来住院，但是他们说床位也满了，此时感受到了人生第一次绝望。于是给成都所有的医院打电话，不管三级二级甲等乙等医院，要不就是没有床位，要不就是不收，绝望！绝望！特别的绝望！最后我跟我媳妇说，走，我们先带回家再想办法吧。

回到家之后，就想着在网上看看有没有类似病例QQ群。结果就加到了ITP家园的成人群，后来大家热心推荐我加了儿童群，这才感受到了真正温暖，此刻我知道，我不是一个人在孤军奋战。

刚开始进病友群一直有问不完的问题。群里的管理员、家长都耐心解答，让我对这个病又有了新的认识。又在ITP家园病友之家网站论坛看帖子，天天补知识到半夜，后来又通过和几个孩子已经自愈的宝妈交流收获很大，家园管理员还帮我分析孩子的病例，觉得孩子没事，在家当一个正常的孩子养就行，如果血小板数值低就输丙种球蛋白干预，如果没有湿性出血就观察，别让他感冒就可以了。大家的每一句话像暖流一样流进我的心里，也坚定了我在家观察的决心。于是接下来的每一天都认真的照顾孩子，在回家的 10 多天里，宝宝身上从没有任何的出血点，所以一家人心情比较平缓。

5 月 19 日是宝宝满月的日子，之前和媳妇约定说满月去查血常规。我们一早就带孩子去医院，等待的时候心情很紧张，等拿到化验单后迫不及待直接看血小板计数（PLT），血小板 $129 \times 10^9/L$！当时眼泪唰唰的就下来了！

宝宝给了我们大大的惊喜，感觉好幸福！我想只有相同经历的人才能体会这种幸福。接下来的日子，我们会按期给宝宝查血常规，所有的宝爸宝妈们一定要相信孩子是可以自愈的，只是时间问题。

最后在此感谢我们群里的每一个人。是你们的鼓励，是你们的支持，是你们的建议，让我收获如此美好的幸福。

【周泽平点评】 这个孩子出生后就血小板减少，但是在短时间内恢复。首先需要除外的是新生儿同种免疫血小板减少。患儿离开母体后一般会在半个月之内自行恢复，如果出现严重出血可以输注单采血小板避免出血危及生命。如果血小板一直不恢复，则需要除外先天性或遗传性血小板减少的可能。

加油宝贝，永远爱你

◎作者/ 朵朵妈

◎整理/ 大三哥

光阴荏苒、岁月如梭，这句话一点不假。

去年今时，我们还在为朵朵的病情"走火入魔"。转眼已是1年多，如今面对病魔，我们已经不再抱怨、恐慌、畏惧，有的只有坚强、淡定和从容。人的一生一定会遇到很多困难，只是每一个人遇到的困难会有些不一样罢了。

2014年1月1日，在朵朵出生的第90天，也是注射疫苗（骨髓灰质炎糖丸）的第5天，我们在她的脸上发现了很多的出血点。当时，初为父母的我们还天真地以为这些症状是过敏。那时又赶上元旦节，所以我们决定观察一天。1月2日，给朵朵换尿布时，我们才发现她全身都是针尖大的出血点，于是我们赶紧带着孩子到了县医院，咨询儿童医生。

医生轻松地告诉我们："可能是大哭造成的，没事。"我问："那怎么全身都有呀？"她于是又说："那就查个血吧！"随后开了验血单。化验结果显示，朵朵的血小板计数只有 $6 \times 10^9 / L$，之后手工复查，血小板计数为 $7×10^9/L$。医生拿着化验结果，对我们：
"你这孩子还是别在这种小地方看了，最好去大医院。"

于是，我们二话没说，立刻打车到了州医院。做完一系列的化验后，医生说："是血小板减少。"第一次听说血小板，我们完全摸不到头脑，于是只能找到科主任，仔细地咨询了情况。主任告诉我们，小孩子患这种病很常见，治愈的概率也很大。

经过几番联系，并动用了单位所有能够动用的关系后，朵朵终于在卫生间旁边的一个病房住下了。签完字后，第一次的治疗开始了。当时使用的是甲泼尼龙及维生素 C 输液，但具体用药标准已经记不清楚。

另外，这是我平生第一次发现医院的人流量比汽车、火车站的还多，也是平生第一次体会到护士们扎针、抽血的不专业。仅 3 个月大的朵朵，脚、手、头上被扎得到处是针眼，看到孩子哭得撕心裂肺，我真想给他们几个耳光。可是为了孩子，我只有忍耐。最后，护士告诉我，因为我家朵朵的血管太细，太难扎，所以只能一次次地试，听到这些，我只有躲在角落痛哭。

【周泽平点评】 从中能够体会到作为一名母亲对孩子的关爱之情，但是也从另外一个角度体现出医患关系之间的微妙。虽然是针对 ITP 本身的点评，我仍然想从医务人员的角度谈谈自己的看法。我们国家护士的静脉穿刺平均水平远远高于欧美医务人员，但是幼儿的静脉穿刺本身难度就很大。恰当的医患沟通，让患者及家属对医疗行为和医疗效果有正确合理的预期是一项任重道远的工作。

住院 1 周，朵朵的血小板计数从个位数一下子升到了 $232×10^9/L$。我们都很高兴，以为病已经好了，那时我甚至以为孩子的病还没有感冒、肺炎严重，于是我们带着孩子，高高兴兴地出院了。出院前，医生只是叮嘱要继续口服泼尼松，然后严格按照要求减量，但是并没有说要注意不要让孩子感染，也没有说孩子不能拉肚子。

因为朵朵住院，所以我没能参加单位组织的技能竞赛，但是我并不觉得遗憾。也许这就是母爱的伟大。回家后，我们按照医嘱，开始口服激素。可是朵朵从嘈杂混乱的病房里出来后，就开始感冒、拉肚子了。

1月19日，我们再次带着朵朵查血，血小板计数为 $23 \times 10^9/L$，我什么都没考虑，只想着要尽快带孩子到大医院去，于是就简单地收拾了行李，连夜赶到了云南昆明儿童医院。

半夜两点到了医院。医生为朵朵验过血后就下了病危通知，随后输止血药和丙种球蛋白进行治疗。但因为没有病床，所以我只能抱着孩子坐了一整夜。终于到了5点，我去排队办理住院手续，却发现自己去得太晚了。在我的几番祈求下，医生还是为我们安排了床位。

第二次漫长的治疗开始了。这一次，为了进一步确定和诊断病情，要做骨髓穿刺检查。孩子太小，承受不住骨髓穿刺的痛，在手术室里哭得撕心裂肺。我在手术室外，虽然看不到里面的情况，但是从哭声中就能感受到孩子的痛，而我却什么也做不了，只能抱着丈夫哭。我鼓起勇气问了大一点的孩子，她说，骨髓穿刺的痛是让人想死的那种痛，我一听就立刻觉得毛骨悚然。但是后来群里专家告诉我们，骨髓穿刺实际并不太疼，尤其是胸骨穿刺，疼痛更加轻微，最疼的其实是骨髓活检。

大概3天后，朵朵的血小板计数终于升到了 $300 \times 10^9/L$ 左右。由于朵朵还有幽门螺杆菌，所以还要用青霉素等抗生素进行输注治疗。但是孩子接受不了抗生素，一直拉肚子。后改用三联药口服治疗，但是喂进去不到一小时，她就开始上吐下泻，反应更严重。最终医生建议停用，孩子的血小板计数也开始哗哗往下掉，一直掉到了个位数。就这样，朵朵的病情反反复复，一直拉肚子，血小板计数也是上下波动。

另外，朵朵住院时间越久，激素用得越多，副作用也开始表现得越明显。她开始变得爱哭、烦躁、贪吃，而且脸上毛发变黑。而我因为要照顾她，几乎整夜整夜没法合眼，母乳的量也开始减少。孩子吃不饱，又不肯吃奶粉，所以血小板计数一直不稳定。那时，我几乎快要倒下了，可是还一直抱着一个信念，就是孩子一定会好的。我开始大盆大盆地喝汤，木瓜炖排骨、炖鸡肉……我已经顾不上身材是否走形，只要孩子能吃饱就好。

【周泽平点评】 患儿的上述副作用首先考虑激素所致，也进一步提示对于儿童 ITP 患者，将激素疗程控制在半个月左右足够短的时间是必要的。

同时，我也开始开始上网查阅资料，开始了解 ITP 这种病。可惜我当时还没有找到家园，不然，我家朵朵的病现在或许已经好了。

【周泽平点评】 目前为止的大多数治疗都没有被证实能够改变 ITP 的自然病程，所以上述的表述也是不准确的。

1 月 31 日，春节。由于朵朵的血小板一直不稳定，必须要住院并使用激素加丙种球蛋白治疗，所以我们一家人只能在医院里度过了这个举国欢庆的节日。

到了 2 月 22 日，朵朵已经浮肿得面目全非。至今我也不敢翻看那时的照片，看一次哭一次，孩子的全身上下，包括手脚和头上每一处能扎针的地方，都被扎成了针眼，甚至可以用千疮百孔来形容。最后因为到处都是针眼，护士们已经不敢再扎，只有去找护士长，再由护士长抱到新生儿科找人帮忙。

医生也很无奈，最后建议我们使用抗 D 免疫球蛋白。我们抱着希望，从广州花 5700 元买了 3 支药，但最后还是没有效果。我们还曾申请了远程会诊，但是在儿童医院却没能实现。最后在主管医生的帮助下，我们带着朵朵到了另一家医院，并请了北京的专家进行会诊，专家提出了几条治疗方案，也提到了使用二线药物。

我们决定彻查巨细胞病毒的来源。检查了母乳，但结果显示母乳没问题。

回院后，主任医生说我家朵朵实在太小，不建议使用二线药物，他还怀疑我家朵朵可能是患有"湿疹血小板减少伴免疫缺陷综合征"（简称为 WAS）。可是，这个病在昆明没法查，只能抽血送到北京化验，而且如果确诊的话，就只有骨髓移植一种治疗方法，我们最少也要准备 50 万的医药费。后来才知道，WAS 需要二代基因测序，且属于免疫缺陷性疾病，会出现反复的感染，与我家朵朵的临床表现也不符。

【周泽平点评】 儿童血小板减少患者，对一线治疗效果不佳或者病程长，确实需要排除先天性或遗传性血小板减少的可能。

那时，家里的积蓄已经全部被掏空，我们开始四处借钱给孩子治病，才明白了人情冷暖。来自大山深处的我和农民出身的丈夫，已经几个月没上过班，如何负担得起那么昂贵的费用，又如何能筹集到那么多的钱？我躲到角落里大哭，也想过抱着孩子从医院 10 楼跳下去，一了百了。但丈夫说，如果实在没法，就带着宝宝回老家，看孩子的造化。回想起来，如果那时真的回了老家，我们的孩子也就不会过度治疗了吧。

【周泽平点评】 ITP 本身是一种死亡率特别低的良性出血性

疾病。ITP 患者生活质量的降低，很大程度上是由于对出血的恐惧。这也提示我们加强医患沟通，加强患者教育的重要性。

在最无奈、无助的时候，有人跟我说："你还年轻，实在不行就放弃吧，再要一个吧。"那是多么的让人绝望。看着可爱的宝贝，我和丈夫都不舍，我告诉自己一定要治好她。于是我开始在微博寻求帮助。刚开始，我还只是用手机发一条一条的微博，可我发现，在现在的这个信息时代，这样的微博根本无法引起关注。于是我想办法弄了一台电脑，开始写下题为"请向我伸只手好吗？"的微博。偶尔的一次机会，有个同事得知我们的情况，开始动员全州系统职工为我们捐款。同时，我们也收到很多来自陌生人的捐款。

3 月 2 日，为了第二天能够安全带宝贝到北京，我们请求医生给朵朵输了止血药和丙种球蛋白。3 月 3 日，我们带着孩子飞到北京，直奔儿童医院（之前已从网上挂好 3 月 4 日的专家号）。

到了医院，朵朵的血小板计数只有 $8 \times 10^9/L$，于是立刻入院。住院的第一晚是在重症监护室度过的，第二天朵朵被转进普通病房，但医院规定只能一人陪护，所以，我就自己一个人陪着她。由于之前使用激素无效，所以这次还是使用止血敏及丙种球蛋白，另外进行输血、输血小板。

【周泽平点评】　需要指出，除非出现危及生命的出血，ITP 患者一般不需要输注血小板。

随后，就开始了一系列的检查。头部 CT、心电图、胸部和腹部 B 超、抽血验血、骨髓穿刺……每次抽血都没有少于过 5 管，最多的一次甚至抽了 13 管，那么小的孩子，被抽掉那么多的血，真是不敢想象。抽血的位置也从手臂、脖子变成了胯部，我已经麻木，欲哭无泪，除了假装坚强，别无他法。从南方到北方，经过各种治疗，我的朵朵已经成了惊弓之鸟，整夜整夜地哭闹。住院的半个月如同坐牢，我们经历了无助、无奈、无语、无泪和委屈。

3月21日，8天的二线药血小板生成素（TPO）治疗无效，朵朵的血小板计数也只有 $14×10^9/L$，医生建议可以出院，1周后复查，如果还是不见好转，就尝试使用美罗华。在北京的时候，不管是住在医院里的我和孩子，还是住在外面的孩子爸爸，都经历了无以言表的委屈，这种心情只有经历的人才能体会。

出院后，我们总结商量了一下，觉得不管到了哪，西医的治疗方式基本都一样，孩子太遭罪了。

我们回到了昆明儿童医院。由于长时间住院，我们和医生都已经熟悉了，所以医生在病床紧张的情况下，还是给我们安排了病床。可是就算住进去了，医生却还是不知道要用什么药，至于美罗华，他认为副作用实在太大，所以没有给朵朵使用。直到现在，我仍然感谢医生当初做的这个决定。

【周泽平点评】 对于一线治疗效果欠佳的患者，美罗华是可以作为二线治疗优先选择的治疗措施之一。相对其他的二线治疗来说，美罗华的副作用相对较小，作用相对明确。并不存在副作用实在太大的情况。

幸好在北京时，我们曾四处咨询过中医的治疗方案，于是在医院里，我们开始给半岁的宝宝喂中药水，为了能从母乳里过给孩子，我自己也开始喝中药。几天后，朵朵的血小板计数从个位升到了 $17×10^9/L$。但是由于医生始终找不到合适的治疗方案，所以我们只有先出院回家，开始拿宝宝的生命打赌（生病半年宝宝没自行出过血）。幸好之前在病友群里，我们学会了口腔血疱和观察出血点以及鼻出血情况等临床观察知识，才能顺利度过这段时间。在这里，我们还需要感谢群里热心的管理员。

【周泽平点评】　在 ITP 的临床研究中，我们一般将中医药治疗按照未治疗对待。中医药的主要作用不应该放在升高血小板计数上，部分患者使用中药后出血倾向减轻。

我们带着朵朵回了丈夫的老家丘北，开始靠煮花生皮水、猪皮、猪蹄壳等为孩子调理，并配合服用赖氨肌醇维生素 B_{12} 和血美安胶囊。没过几天，朵朵的眼角处就出现一个出血点，我们又带着她回到了昆明儿童医院复查，血小板计数只有 $8×10^9/L$。但这次我们没有选择住院，而是直接带孩子回到了我的老家云南丽江，让我妈妈看看孩子。在丽江半个月，血小板计数基本到了个位数，这次我们不再计较板值，只看孩子状态。发现朵朵身上虽然还有些出血点，但状态很好后，我们带着她回了工作地贵州兴仁，开始进群学习。

因为朵朵的情况特殊，我和丈夫只能一个人上班，一个人负责带孩子。最终，我们决定牺牲丈夫的工作，由他在家照顾孩子，一直到现在。

在病友群里，我们看了很多其他人的病例，并决定到昆明参加义诊活动，之后，根据朵朵的状态，慢慢地停了所有的药。

如今，朵朵已经 1 岁 8 个月。她的血小板计数一直在 $(10~30)×10^9/L$ 之间徘徊，除了像其他孩子一样，学走路易摔跤碰伤、偶尔有些出血点之外，其余各方面都很好。尤其是在看了"带病生活也是一种态度"之后，我们变得更加淡定、从容了。在从前，我大部分时候都不敢接电话，因为除了哭以外，就再也没办法说出任何话。而如今，不管谁问起，我都能坦然地跟他们谈孩子的现状，跟他们聊起那时、那景、那幕，虽然泪水还是会时时在眼圈里打转。

【周泽平点评】 观察而不治疗，但仍需要谨慎观察出血倾向，如果出现口腔、鼻腔、消化道等部位出血，需要尽快到医院进行诊治。

经历也许不只是件坏事。在与死神博弈之后，我已经把一切都看开了，不管是朵朵的病，还是工作上的事，我都觉得没什么大不了的。只要我们不放弃、只要有个信念，我们都会好好的。从前经历过的委屈、痛苦、煎熬和挣扎，如今都变成了一笔笔宝贵的财富。

所有的一切都值得，因为你还在我身边。加油，宝贝，爱你永远！

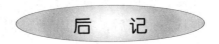

后　记

时隔 5 年，再次回忆朵朵发病时的那一幕，再次审读当时写下这篇文章时的心情，我的泪水依然还会打湿眼眶。

这几年，为了生活，我们每天都忙于工作，很少来家园，也很少在交流群里发言，想想有些惭愧。当年在我们几乎要崩溃时，偶然在网上找到了 ITP 家园，我们像抓住救命稻草一样，每天在群里学习、研究病例、看病友们分享的治疗经验……

2014 年和 2015 年，我们曾两次带朵朵参加了 ITP 家园在昆明举办的医患交流活动。5 年后的 2018 年 12 月 16 日，我们又一次相遇在昆明。在一次次的相知、相遇、相识、交流、学习中，我们变得能够从容、淡定地面对血小板数值。经过两年半的时间，朵朵也终于康复了！

我想肯定有很多人都想知道，朵朵究竟是怎么康复的？对呀，我也时常这么问自己，"我们的朵朵是怎么康复的？"

今天，我就根据自己的理解，简要地谈一下朵朵的康复过程。其实我们最初带着朵朵回家，是因为一线药物治疗无效，而孩子年纪又太小，我们不敢让她尝试二线药物。停掉朵朵的激素药物，也正是这个误打误撞的结果。

在ITP家园，我们知道了要看孩子的状态，而不是只盯着血小板数值（朵朵的血小板数值在最低的时候只有 $4×10^9$/L，但并没有明显的出血症状），防止过度治疗。现在想来，这也符合现在ITP治疗的方法。现在回想起来，朵朵应该是过度治疗最典型的例子之一，所以作为患者或家属，我们一定要多学习疾病的相关知识，才能让自己不那么盲目和茫然。

也许很多人会说，孩子学走路时，难免会摔跤、碰撞。的确，孩子从学爬行到走路直至会跑，是一个艰难的过程。

我们家最伟大的就是朵朵的爸爸，他是一个少言寡语的男人，却用大山般伟岸的后背以及细腻的感情替我照顾着孩子。而我每天忙着工作，连自己的女儿什么时候学会走路都不知道。

作为爸爸，他除了细心之外，还很大胆。朵朵小时候摔过无数跤，碰撞过无数次，身上经常有大块大块的淤青，有时候还会撞到脸上明显处。小区里的老人常常责问："你们怎么把孩子带成这样？"而我和朵朵爸爸只能沉默无语。可是不管别人怎么责问，或是投来怎样奇怪的目光，我们依然快快乐乐地带着朵朵四处跑，因为我们相信，她一定会有好转的一天。

朵朵爸爸当时最喜欢说的一句话就是："只要没有安全隐患，就随她自己爬爬滚滚。"他花了两年的时间，骑电瓶车带朵朵逛遍了兴仁的每个广场、每座公园，孩子摔跤了就扶她起来，如果走累了就背着她……通过这样的方法，让孩子用自身的免疫力去进行不断的自我修复，防止免疫抑制剂在无形中影响孩子自身的修复能力。但这样做的前提是，一定要充分了解自己的孩子，清楚孩子的每个动作、眼神，知道身上哪个地方会有出血点，感冒了能吃哪些药等等。

最后，虽然看起来像是客套，但我还是想借这个机会，表达一下内心的感激之情。

我是一个从大山里出来的傈僳女人，能够遇到来自ITP家园的这群熟悉的陌生人，是我一辈子的荣幸。在这里我要感谢ITP家园的创建者"妃姐"和"大三哥"，感谢志愿者西北暖汉图图爸……是你们给了我坚持下去的勇气，帮我挺过了人生中最难忘和最宝贵的一段时间，谢谢你们！

另外，我还想告诉像我们当年一样、饱受煎熬的家长和患者们：不要轻言放弃，但是也不要过度治疗。一定要淡定面对、静心学习相关的知识，只要坚持下去，幸福一定会来临！

附：2017年给女儿的一封信《爱，因为有你才更完美》

——爱，因为有你才更完美——

妈妈的宝贝女儿：

你已经快4岁啦！

在信息如此发达的时代，像现在这样坐下来给你写信却还是第一次。虽然你现在还是个一字不识的小不点，但是妈妈还是希望你有一天能看到这封信。看着你一天天长大，每天快快乐乐地去幼儿园，妈妈真的很欣慰。

我的傈嘉阿朵，你是太多人用爱换来的，是个幸运儿。

刚满100天的时候，你就生病住院了。爸爸妈妈急坏了，倾尽所有去为你治病，可是都无济于事，当时我们真怕病魔会把你带走。每次看你难受的样子，我们都会特别心痛，我们宁愿得病的是自己，也不愿让你承受这种痛苦。好在与病魔抗争两年后，在你的坚强和爸爸妈妈的坚持下，你健康地活下来了，只要活着，一切就有希望！

朵宝贝，从医院回来后，你还记得自己是怎么恢复，怎么学会走路的吗？说实话妈妈都已经不太记得了，因为妈妈不是很合格，都没有好好照顾过你。因为工作的缘故，时常是你未起床我已出发，我到家时你已熟睡，我们的时间很少能在一个频道。但是不管怎样，妈妈爱你的心永远不变，也请你原谅妈妈的忙碌。

那时，是你伟大的爸爸放弃了工作，专心在家照顾你。你的脏衣服都是爸爸在洗，睡前故事也是爸爸在讲，他每天都带着你到处呼吸新鲜的空气，每天变着法子地给你做营养餐，还不厌其烦地带着你跑遍了各大医院……每次去医院复查的时候，你爸爸都要第一时间知道检查结果，就这样过了近3年，你的身体才逐渐恢复。去年，你的身体恢复后，爸爸才把你送进了幼儿园。所以等你长大后，一定要多陪爸爸聊天，如果哪天恋爱了也要先跟爸爸说哦，因为爸爸是为你付出最多、也是最爱你的人。

宝贝，在夜深人静的时候，妈妈总是在犹豫，到底要不要把生病的这段经历告诉你。告诉你的话，怕给你太大的压力；但是如果不告诉你，又怕你在以后的成长道路上不能勇敢地面对困难。思来想去，还是决定借由这封信，来让你知道这段经历。

妈妈希望你知道，你是妈妈的同事和许多陌生的叔叔阿姨们用爱换回来的，因为有了他们的帮助，我们一家人才能度过最艰难的那段日子；也是在他们的鼓励下，我们才更加坚强地把你从病魔手中抢了回来。妈妈跟你说这些，不是要你背负多大的压力，只是希望通过这件事，让你能够明白：生活中不管遇到多大的困难，也不能轻易放弃，要坚强、勇敢、乐观……只要学会带着感恩的心去对待身边的人和事，你就会活得很快乐。爸爸妈妈最大的心愿就是你能健康成长、快乐生活！

人们不是常说"大难不死必有后福"吗？我们相信曾经闯过生死难关的你，以后面对任何困难，都会有克服的勇气。看着你现在健康、快乐地成长，我们真是高兴。有你带给我们的欢乐，那些不好的记忆都微不足道了。

好了，朵宝贝，虽然妈妈想跟你说的话还有很多很多，但暂时就先写到这里吧，等你再长大一点，我会告诉你更多成长的故事。另外，你所有的照片，爸爸妈妈都仔细保存着呢，等你长大了，一定要抽个时间慢慢看哦。

爱你的妈妈

2018 年 12 月 25 日

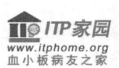

3 月龄婴儿的 ITP 日记

◎作者/ 小伟爸
◎整理/ 雨菲妈

宝宝的出生带给全家无限的快乐和幸福，我也成了超级奶爸，每天都围着孩子转。可是，因为一次疫苗注射让全家人的心都变得沉重，我突然都觉得天都灰暗得没有了颜色。

宝宝在 3 个月大的时候被诊断为 ITP，大概在病发前大约 20 天接种过疫苗，当时才三个月零几天。

3 月龄：脊髓灰质炎糖丸—第二针；百白破疫苗—第一针。

卫生院的医生让我们把 2 月龄的疫苗和 3 月龄的疫苗隔天就打完，当时的我对这些是很无知的，所以对此也并没有提出质疑。

没想到最终导致我才 100 天的孩子就要承受如此严重的后果！心疼孩子的我们当时真的非常愤怒，也很痛苦。

【周泽平点评】 大多数情况下接种疫苗都不会引起血小板减少，而且疫苗相关血小板减少也是不可预测的。出现血小板减少并不意味着疫苗或疫苗接种本身存在问题。

孩子发病前 15 天左右，一直在奶奶家和姥姥家及自家服装店来回带养，接触外部环境及人群较多较杂，孩子每天偶有咳嗽，因咳嗽时间短而少，故未送医。后来面部还出现了小红点及腿部淤青，单因疏忽未引起重视。

直到那天晚上发现孩子有便血，估计量为一滴血。晚上至凌晨又发烧至 38℃多，先用物理降温法恢复正常体温。第二天上午就送到县医院儿科就诊，化验血常规中血小板计数 1×10^9/L，几乎无。立即随车输 1 瓶丙种球蛋白并乘救护车送到了市级医院儿科，当天下午至晚上继续输两瓶丙种球蛋白和甲泼尼龙，测得血小板计数 2×10^9/L，仍有少量便血。

接下来便住院治疗，主要使用了甲泼尼龙和丙种球蛋白，下面是一段记录：

第一天输了 3 瓶丙种球蛋白及甲泼尼龙，测得血小板计数 36×10^9/L；

接下来两天只输了甲泼尼龙，血小板涨到了 240×10^9/L，就出院了；

出院后连着 3 天口服泼尼松，每天 3 片；

第四天口服泼尼松 1 片，县医院复诊，化验血常规血小板计数 378×10^9/L；

第五天又口服泼尼松 3 片（每片 5mg，分 3 次服用），到市医院复诊，化验血常规测得血小板计数 175×10^9/L，回家后口服泼尼松 2.5 片，加葡萄糖酸钙口服液半瓶；

接着连着 5 天，每天早上 8~9 点：口服泼尼松 2.5 片，晚上葡萄糖酸钙口服液半瓶。

后来县医院复诊，化验血常规测得血小板计数 83×10^9/L，我们就开始害怕，怕血小板一直下降，而且每次血小板低于 100×

$10^9/L$ 我们就开始担心。

这时医生也建议送诊更高级别儿童医院，并开了 1 瓶氨肽素片，嘱咐每天 3 次每次 0.5 片，因为感觉此药并不是常规药物，所以并没有给孩子用药。下午口服泼尼松 2.5 片，葡萄糖酸钙口服液半瓶。

接下来 3 天，上午口服泼尼松 2 片，因葡萄糖酸钙拉肚子故停掉。这次激素减量是因为看了 ITP 家园论坛，决定采用美国 ITP 诊治指南的做法，血小板计数高于 $30 \times 10^9/L$ 即可观察不用药。

后来，我们去了上海儿童医院特需门诊，医生看我们不愿意给泼尼松加量，就建议把泼尼松改为美卓乐每天 2 片（每片 4mg，分 2 次服用）。

其实这次去医院之前我心里已经有答案，因为网络上浏览了那么多治疗方案，医生在什么时候会开什么药心里大概就有数了。自从在网络上发现美国 ITP 诊治指南后，我细心研究了那 16 页译文，特别是在百度偶然发现了 ITP 家园的网站，看了里面的很多家长写的血小板减少孩子的经历，我也决定搏一搏。

先尽快在血小板计数安全范围内把激素降下来，然后采用"血小板计数大于 $30 \times 10^9/L$ 不动，小于 $30 \times 10^9/L$ 密切观察，小于 $10 \times 10^9/L$ 输丙种球蛋白急救"的方案。在权衡了用激素取得成功的概率和激素的副作用之后，从孩子长远身心考虑，我决定不采用目前主流的激素治疗方式，而采用美国的治疗方式。因为激素一旦长时间使用失败，我无法承受。当然这是建立在急救时输丙种球蛋白有效及目前激素效果不好，但血小板计数还在一个比较稳定的安全数值前提之下。

【周泽平点评】 作者所说的美国指南的治疗策略其实一直以来也是中国 ITP 治疗的主流治疗方式。儿童 ITP 如果没有明显出血，即使血小板极低，也可以谨慎观察而不治疗。如果需要给予激素治疗，疗程尽量控制在 15 天左右减停，有助于减少激素相关副作用。

看到患儿家长群里那么多孩子治疗一两年不见好，还有些依赖上激素，太可怕了。但我也承受着压力，后果不好的话，家人和医生都会质疑我今天的选择。也许这就是父亲的职责，该担当的时候就要站出来。幸好我的妻子是支持我的，双方父母和亲戚在我的游说下也至少是不反对的。当然，我要做好一切应对措施，包括日常护理和急救。

幸运的是我们在经历了惊恐、焦虑、纠结的 5 月份后，孩子慢慢好起来，到了 8 月份已经完全康复，现在孩子非常健康。

希望所有患有 ITP 的病友们都好起来，特别是患病小朋友的父母们一定也要坚强，不要有过多心理负担。孩子一生的路还很长，他们经历的磨难才刚开始，不要低估了他们的能量。

【周泽平点评】 疫苗相关血小板减少一般出血倾向较轻，自愈的机会较大。大多数情况下不需要过于积极的治疗。除了麻疹风疹腮腺炎三联疫苗以外，其他的疫苗都应该继续正常接种。对于前述三联疫苗需要权衡血小板减少风险和接种疫苗的利弊后进行选择。

小小志愿者与ITP的故事

◎作者／ 阿　布
◎整理／ 大三哥

2013年2月，是个寒冷的冬天。刚刚照完全家福的我，遇到了人生的一个重要的转折点，这也是我和女儿后来成为志愿者的契机。

4岁的女儿牛牛在幼儿园摔了一跤，当时她的脸上有些淤青，但我们都以为是小孩子正常的磕碰，就没太当回事。晚上回家后，牛牛开始发烧到38.4℃，物理降温后，体温降到了38℃以下，看起来已经恢复了正常。当时孩子的精神状态也很好，晚上还吃了一只大螃蟹，所以，我们都以为她已经没事了。

但是到了第三天早上，牛牛开始流鼻血不止，我们立刻带她去大连当地的医院检查。当时的结果显示，孩子的血小板计数只有 $4×10^9/L$，医生马上为我们办理了住院手续。这时，我开始怀疑，流鼻血不止和血小板计数降低都是因为前两天摔的那一跤导致的，咨询过医生后，他也认为，最近孩子的免疫力较低，摔跤很有可能就是发病的诱因。

住院后，医生建议立刻给牛牛做骨髓穿刺，进行更进一步的检查。骨髓穿刺结果显示："巨系增生良好，未见到产板巨，部分巨核细胞颗粒缺失，血小板减少，散在分布。"医生经过初步诊断，认为牛牛患上的是ITP。

【周虎点评】 单纯血小板减少，外周血细胞形态学无异常，排除其他可能导致血小板减少的原因，对于儿童和青年人来说，骨髓穿刺并不是一个必须做的检查项目。可是在中国目前的医疗条件和环境下，骨髓穿刺已经成为一个必要的检查项目，作为鉴别手段之一。

医生开始使用甲泼尼龙静脉点滴，同时配合丙种球蛋白、维生素C、止血敏、头孢呋辛、热毒宁等药物进行治疗。住院第四天，复查血常规，血小板计数已升至正常范围，于是改为口服泼尼松，巩固治疗。住院第八天，医生认为牛牛的血小板计数一直维持在正常范围，临床病情已经治愈，就安排我们出院。

【周虎点评】 医生对于一个初治的儿童ITP，无论选择激素和丙种球蛋白作为一线治疗还是给予对症支持治疗，都是及时准确和很有经验的处理，儿童ITP的专家指南，原则上激素应用不超过6周。

出院后，医生建议要加强护理、预防感染，并继续口服泼尼松，逐渐减量。

在家里，我们小心地照顾着牛牛，但她的血小板只维持了一段时间，就又开始下降。到了3月6日，牛牛的血小板计数已经降到$27×10^9$/L，于是再次住院治疗。这一次，医生先使用丙种球蛋白，配合地塞米松和止血敏、维生素C，随后改为口服泼尼松。

期间，我还咨询过北京儿童医院的专家。专家认为，牛牛的激素治疗没有明显效果，建议我们带她到北京的医院治疗，做更详细的检查。考虑到在这段时间的治疗中，牛牛的血小板计数虽然有一定的回升，但是数值始终反复、不能稳定。所以全家在讨论之后，决定带牛牛去北京。

第一次去北京，我们没敢坐飞机，因为怕压强变化过大，孩子会有颅内出血的危险。于是我和丈夫两个人轮流开着车，一路颠簸，经过十个小时才到了北京儿童医院。这是我们心中的圣地，集合了全国最优秀的医生，我们真心希望专家们能治好牛牛的病。

医生安排牛牛住进了血液科病房。但是儿童医院有规定，年满两周岁的孩子住院时，不允许家长在病房里陪护。听到这个消息时，我立刻就想带孩子离开，去别的医院检查。但是丈夫坚持说，这是最好的医院，独自住院也是对孩子的一种锻炼。我勉强同意，第一次和孩子分开了。

好在第二天，我们动用了所有的关系，再加上牛牛又开始流鼻血不止，医生终于同意让我在病房里陪护。晚上，我蜷缩在窄小的床上，心里忐忑不安。其实我当时刚刚做完流产手术，身体还很虚弱，但是我告诉自己："为了孩子，一定要坚强！我不能生病！孩子还小，需要我来守护！"

在儿童医院，医生为牛牛安排了第二次的骨髓穿刺检查。孩子很坚强，没有大声哭喊，但是我的内心却十分的焦虑，骨髓穿刺结果显示牛牛的巨核细胞数量很低，医生严重怀疑她患上的是再生障碍性贫血（AA）。我开始在网上不停搜索关于 AA 的信息，知道了 ITP 和 AA 这两种疾病有着本质的差别。

研究过 AA 相关的知识后，我感觉自己的内心已经快崩溃了，不敢想象未来。医生建议给牛牛做骨髓活检，进一步确认。骨髓活检使用的是特制的针头，比骨髓穿刺时使用的还要粗、还要大，而且要从骨髓里反复取血，过程非常痛苦。

一直都很坚强的牛牛，也终于被骨髓活检的痛苦打败了。我永远都记得那个场景：大颗大颗的汗水从孩子的头上滴下来，她整个人都已经精疲力竭，我浑身瘫软地坐在地上，觉得整个世界都是黑暗的。

这时唯一让我感到安慰的，就是为牛牛做骨髓活检的医生告诉我，孩子的骨髓中并没有明显的油脂，所以她的病不像是 AA。

【周虎点评】 儿童再生障碍性贫血（AA）早期很多都表现为血小板减少，此时与 ITP 的鉴别也非常困难，因为一些儿童 AA 的早期，骨髓增生可以是活跃的，巨核细胞甚至不少，但是针对 ITP 的治疗总体反应不佳，对这一类儿童患者要密切观察病情和血常规变化，定期复查骨髓情况和骨髓活检的情况也是必要的。如果有条件可以检测一下体内血小板生成素（TPO）浓度，如果 TPO 浓度特别高，应警惕 AA 的可能，因为 ITP 患者 TPO 浓度一般不高；也可以关注一下网织血小板的数目，ITP 患者网织血小板绝对值会升高，AA 的一般不高；另外，可以利用 MAIPA 技术测定针对血小板膜表面抗原 IIb-IIIa 和 I b-IX 的特异性抗体，如果检测结果是阳性，一般都是 ITP。

随后，医生安排了输注血小板以及使用丙种球蛋白。血小板计数最高升至 $49×10^9$/L，医生建议停掉激素、出院观察，3 个月后再做骨髓穿刺检查。

经过在儿童医院的治疗，牛牛的病情依然没有好转。但是在这期间，我在网上找到了 ITP 家园，并在家园里学到了很多疾病相关的知识。我知道，大部分儿童 ITP 患者都是可以自愈的，只要注意观察，出血情况不要太严重就可以。所以出院后，我们开始在家服用中药和金薯叶口服液调理，看孩子能不能挺过这段痛苦的时间。

但是有一天夜里，大概 1 点左右，牛牛突然又开始流鼻血。因为之前在网上学习过相关的知识，所以当时，我就知道这是一个不好的征兆。

牛牛的鼻血特别黏稠，像血肠一样，一段一段地流出，里面还有大量的血块。看到这样，我们都十分害怕，于是按照在家园学到的止血方法，用棉花使劲地堵住了孩子的鼻孔，并掐住她的鼻翼。这时，更可怕的事情发生了，鼻孔被堵住后，血开始从眼角继续往外流。看到孩子绝望的眼神，丈夫立刻抱起她，飞快地跑到车上，赶到了当地的儿童医院。

到了医院检查血常规，血小板计数仅有 $1×10^9/L$，孩子的情况十分危险，于是立刻住院，并使用了大剂量丙种球蛋白和地塞米松冲击，来提升血小板数值。血液科主任后期又建议使用阿米福汀，4 周后停药。

刚开始，我们还满怀信心，因为之前查过相关文献，知道阿米福汀对治疗 ITP 相当有效。但是在我家牛牛在用药期间，血小板计数最高曾到过 $166×10^9/L$，最低只有 $10×10^9/L$，且始终反复，药物的效果并不好。

【周虎点评】 阿米福汀又称氨磷汀，是一种细胞膜保护剂，在少数中心有治疗 ITP 的经验，也有部分患者可以获得治愈，目前缺乏多中心的临床试验数据，可以作为治疗的选择之一。

出院后，我们继续激素减量和中药调理，也尽量让牛牛恢复正常的生活，只是暂时不带她去幼儿园和其他人群密集的地方。但是牛牛的血小板计数一直没有自主地升高过。

这段时间里，我参加了很多次 ITP 家园组织的医患交流活动。在杭州的一次活动上，浙江的一位中医医生提到，推拿能调节身体的免疫功能。之后，我开始在网上查找大量的资料，确实有不少小孩子经过推拿后，血小板计数上升的案例。

2014年的初夏，牛牛已经生病两年多。在我们使用丙种球蛋白冲击的1个月之后，牛牛的血小板计数再次降到8×10⁹/L，且脸上、嘴里和身体都有出血点，但没有湿性出血。

我很纠结，接下来是继续使用丙种球蛋白？还是服用中药调理？再或者，这两者都不选，而是试一下推拿？我觉得是药三分毒，而且总吃中药，孩子也很痛苦！我记得，刚开始吃中药的时候，牛牛曾经问我："妈妈，我吃了这个苦苦的药，病就会好吗？我就能像其他小朋友一样去幼儿园，去外面玩了吗？"我便装着很肯定的样子回答她："是的！"然而一切并没有像我们希望的那样……血小板继续还是只有个位数……想到孩子喝药时痛苦的表情，作为父母的我们心里又怎能舍得？于是我决定试一试推拿！

当时，我在父母的极力反对下，毅然决定尝试推拿。在这里，我也要提醒一下患儿家长：在血小板计数低的时候，不能一味硬撑，不用药。家长平时一定要细心记录并关注孩子的血小板计数和身体状况。另外，在选择推拿师的时候，也要提前了解他们对ITP的病理是否有足够的了解，这一点很重要！

在推拿的过程中，孩子身上最明显的变化就是，脸色更加透亮和红润。推拿3个月后，我们再次带牛牛去医院检查血常规，血小板计数竟然升到了37×10⁹/L！生病的这两年半，牛牛的血小板计数第一次在没有用药的情况下有了自主的升高，从8×10⁹/L升到了37×10⁹/L！

我们全家欣喜若狂，喜极而泣！

在接下来的3个月，牛牛开始发烧了！以前听专家讲课时，我了解到ITP的儿童患者主要是免疫功能紊乱，也是变态免疫，所以很少发烧。牛牛也是这样，在生病的这两年半里，一次都没发烧过。但是推拿 3 个月之后，她终于又开始发烧了！第一次发烧后，牛牛的血小板计数升到了 $80 \times 10^9/L$ 左右。三次发烧后，升到了 $120 \times 10^9/L$。

之后再去医院检查，血小板计数一直维持在正常范围内，牛牛的病终于好了！

【周虎点评】 80% 的儿童 ITP 有自愈的可能，至于推拿是否能够治愈 ITP，同样没有任何临床经验和临床研究可以证明。所以，个体的经验不能作为治疗的经验推广，否则会误导患者。

在牛牛生病期间，ITP 家园的管理员和病友们给了我很多的帮助。在这里，我要感谢 ITP 家园的大家，在我们最艰难的时候，给了我们很多温暖的帮助和鼓励！

被大家的热情感动，我也加入了 ITP 家园的志愿者团队，还是最早的成员之一。从 2013 年到现在，我参加了 ITP 家园组织的各种医患交流活动，跑遍了全国各地，并积极分享自己的治疗经验，希望能帮助到更多迷茫中的患者。

现在，牛牛也已经是一名白求恩公益基金会的小志愿者了。希望她长大以后，也能记住生病的这段经历，学会坚强和勇敢地面对生活中的各种困难，带着感恩的心，去对待身边的人和事！

【周虎点评】 本篇是一个儿童 ITP 患者经历 2 年余的坎坷治疗经过，最终自愈的例子。儿童 ITP 治疗，医生应该在明确诊断后，尽量以确保患儿的安全作为首要考量，同时尽量避免药物的毒副作用。对于复发难治患儿还要密切观察病情变化，排除进展至其他疾病的可能。

谜一样的血小板

◎作者/ 小　夏

◎整理/ 阿　舟

孩子的妈妈 3 岁便患上了 ITP，激素吃了 18 年，后来激素实在吃不下了，胃痛得受不了就停药了，此外她还有脾功能亢进，2012 年的时候没办法了就进行了脾切除术，切完后直到怀孕之前血小板计数都在 $100×10^9/L$ 以上，而且切脾后就没吃过药了，但怀孕期间基本都只有 $(60～70)×10^9/L$ 的血小板计数，中间因几次感冒血小板降到 $20×10^9/L$，感冒好了血小板又自己升到 $50×10^9/L$ 多，直至生宝宝前一周血小板都在 $(50～70)×10^9/L$ 之间，孕 39 周$^{+3}$ 的时候到医院进行了剖宫产，一切顺利，并没有大出血，事先准备的血小板也没用上。

【周泽平点评】 孩子妈妈在妊娠期间血小板在 $(50～70)×10^9/L$ 之间，首先考虑妊娠相关血小板减少。由于自幼发病，合并脾功能亢进，建议重新评估母亲的诊断，除外先天性或遗传性疾病的可能。

宝宝于 2015 年 1 月 11 日下午 3 点出生，但是一生下来查脐带血显示血小板计数只有 $15×10^9/L$，医生告知家属后立刻转入新生儿病房监护，当晚就输了丙种球蛋白治疗，本想着血小板能升上来，没想到第二天上午查血小板也只有 $22×10^9/L$，丙种球蛋白效果并不明显，医生又输注了一个单位的血小板，第二天再查血小板为 $57×10^9/L$，第三天、第四天查血小板计数都在下降，到了第五天又只有 $18×10^9/L$ 了，医生又输注 1 瓶丙种球蛋白，并且再次预约了输血小板。第六天下午输了血小板之后，医生说如果血小板再降，他们只有给宝宝用激素了，并且建议我们转院。

孩子出生才 6 天，我们怕激素对宝宝影响大，便于 1 月 17 日办理了出院，出院前查血小板计数为 $87×10^9/L$。

当天下午坐动车到武汉直奔医院，好不容易挂到了专家号，专家看了宝宝的病例，二话不说直接开了住院条，当即交了住院押金，当晚查血小板计数为 $66×10^9/L$，第三天下午住进了医院新生儿病房，查血小板值为 $82×10^9/L$。直到 5 天后血小板值一直涨到了 $109×10^9/L$。我和孩子妈妈觉得可能是输的血小板起效果了。

在这期间，医院也没用什么药，就用一些维生素 C 和止血敏，因为血小板值一直在涨，中间抽了我们一家三口的血送去血液中心做抗血小板抗体检测，得出的结果是"排除了同种族免疫性血小板减少症"，考虑还是药物性血小板减少。但是孩子妈妈在怀孕期间，一直都没吃什么药，中间的感冒吃的大部分是999 感冒灵之类的中成药，我们也说不清楚怎么回事了。

不知为何住院第六天开始血小板值持续下降，到第九天的时候血小板下降到 $28×10^9/L$ 了。医院给孩子做了骨髓穿刺，结果显示是巨核细胞成熟障碍，医生说是骨髓有问题。由于做骨髓穿刺那天血小板值只有 $28×10^9/L$，医生建议用激素，说激素能促进骨髓成熟，激素是最佳治疗方案，我们也没办法了只好同意。随即用激素治疗了两天，再查血小板涨到了 $50×10^9/L$。医生说激素一用上就要至少 1 个月，1 个月后要停药，还要做骨髓穿刺复查。

【周泽平点评】 即使明确诊断 ITP，需要用激素治疗，也应该尽量在半个月左右减停，不存在至少需要用 1 个月的情况。而且对于 $28×10^9/L$ 的血小板水平，如果没有明显出血，是可以不治疗进行观察的。

哎，不知道到时候会不会好啊，我心里有千万个问题啊，我的孩子血小板生下就这样？还是她妈妈遗传给孩子的？如果真的是遗传的，我们以后是不是不能再要孩子了呢？孩子都用激素了，吃了一段时间能不能好啊？

现在孩子才出生 20 天，看着孩子这么小就经受这么多抽血输液的痛苦，我的心跟针扎一样痛！

我准备后天出院了自己给宝宝喂激素，先吃 1 个月再来医院复查，真心希望不是孩子妈妈遗传的，我的宝宝快点好起来吧！我将抗血小板抗体检测和骨髓穿刺检查结果发给周医生，周医生当时回复："你孩子如果能排除同种免疫性血小板减少，还是要考虑母亲体内的抗血小板抗体导致孩子的血小板被破坏所致，如果是这样的话，随着孩子体内抗体的逐渐减少，血小板会逐渐恢复的，另外 ITP 是不会遗传的。如果是遗传性血小板减少，激素和丙种球蛋白一般是无效的。但是比较特殊的是孩子骨髓穿刺红细胞系统增生低下，幼稚淋巴细胞增多，可能无法用上述原因来解释。因为我不是儿科医生，上述意见仅供参考。"

【杨仁池点评】 根据作者的描述，同意周泽平教授的点评。无论是患儿还是其母亲都应该进行基因筛查以便除外遗传性血小板减少症。如果患儿母亲是 ITP，患儿的血小板减少就可能是由于母亲体内的抗血小板抗体通过胎盘传递给胎儿后所致，这类新生儿绝大多数都会自愈。激素或者丙种球蛋白治疗应该也会有效。

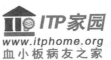

爱笑的 WAS 宝贝逸儿

◎整理/ 孟桐妃

这个故事发生在 2014 年的上海。

刚踏入病房大门，迎接 ITP 家园志愿者的，就是逸儿那灿烂无邪的笑容。就像一道彩虹照耀在白森森的病床上，让人一下子感受到生命力的顽强。

逸儿只有 9 个月大，他的父母是一对来自农村的年轻人。他们平和的言语中，流露出的是疾病和残酷现实逼迫下的焦急与无奈。逸儿妈妈始终坐在孩子身边，一边陪他玩，一边回应着他的笑脸。逸儿爸爸站在床尾，向志愿者讲述孩子的发病经历、治疗情况以及现在面临的困难。他一直在感谢 ITP 家园，在他们对孩子病情毫无头绪的情况下，为他们出谋划策，帮助他们及时找到合适的医院，确诊了孩子的病情，并为进一步的治疗指点了迷津。

逸儿生病

逸儿出生于 2013 年 12 月 11 日。

出生第二天，医生就在他身上发现了大量的出血点，于是，他立即被送往市三甲医院做各项检查。血常规报告显示，血小板计数只有 $8 \times 10^9/L$。医生初步诊断为 ITP，于是立刻安排逸儿住院，并让家属签了病危通知书，同时开始输注丙种球蛋白。

在医院里治疗了近 2 周，血小板计数只上升到 $25 \times 10^9/L$，医院建议转到省儿童医院。在省儿童医院做了骨髓穿刺，但依旧没有找到病因，使用丙种球蛋白和激素也没有效果，逸儿父母在无奈下，只能带孩子出院回家吃药。

回老家 1 个多月，逸儿开始连续高烧超过 39℃。由于多次的发烧和感染，孩子需要频繁抽血和输液。但是孩子太小、血管太细，每次都要扎几次才能找到血管，治疗 8 天，他的手上、脚上和头上，到处都布满了针眼，父母的心都要疼碎了。可就是这样，逸儿的烧也还是没能退下来。

逸儿的爸爸在网上查资料的时候，找到了"ITP 家园血小板病友之家"，遇到了桐妃姐、大三哥和热心的病友及家长们。

了解了逸儿的病情后，病友们认为逸儿的很多表现与 ITP 的症状有很大的不同，于是建议他们去上海就医并做基因检测。那段时间里，全国各地的 ITP 病友们都在关注着逸儿一家，在家园的多个病友群里，每天都会有人询问逸儿的情况。ITP 家园的特邀在线专家们也一直参与逸儿的会诊和治疗方案的讨论，所有人都很关心孩子的病情。

知道他们家庭困难，大家还纷纷伸出援手，为他们捐款，筹集治疗费。

确诊 WAS

在大家的帮助下，逸儿的父母带着孩子赶往上海的儿科医院。2周后，逸儿的感染终于控制住了。这一次，他们一共在医院住了 40 多天，用光了家里所有的存款和病友的捐款。

经过基因检测，逸儿最终被确认为湿疹血小板减少伴免疫缺陷综合征（Wiskott-Aldrich syndrome，WAS），这是一种非常罕见的疾病，病人需要接受骨髓移植。

附：逸儿的基因检测报告

标本类型：EDTA 抗凝血液

检测基因：WASP 比对序列；Genebank；NM000377.2

检测方法：基因组 DNA PCR 扩增测序

检测结果：

外显子	碱基改变	氨基酸改变	纯合/杂合变异
Exon10	c. 1325-1326insA	P. i442fsX52	纯合

结果提示：WASP 基因为 WAS 的相关致病基因。为 X 连锁隐性遗传。本例患者检测发现在 10 号外显子编码区域 1325-1326 位插入碱基 A，c.1325-1326insA，改变异造成氨基酸移码突变，p. I442fsX52，导致蛋白编码提前终止，可能引起所编码蛋白质结构和功能的改变，请结合临床资料分析，建议查父母基因。

宝宝母亲基因检测为 10 号外显子编码区域 1325-1326 位插入碱基 A，c.1325-1326insA，证实为变异携带者。

WAS 是一种遗传性疾病，且无法预防。其发病率极低，据国外资料统计，全球发病率仅为 1/5 百万。患者在发病时，会出现血小板减少、免疫缺陷的症状，很容易导致出血感染。女性基因携带者通常不发病，男性则会发病且极易死亡。医生解释说，这是一种罕见病，要治好只有骨髓移植一种办法。

【周泽平点评】 以 WAS 为代表的先天性或者遗传性血小板减少，对于新生或者年幼发病，反复感染，或者存在血细胞形态异常的儿童都是要首先考虑，谨慎排除的。另一方面，目前对于基因检查结果的解读需要谨慎，对于隐性遗传的疾病，只有纯合子或者双重杂合子才可能发病。

只有移植，才是活下来的唯一希望。

逸儿的父母虽然一直明白孩子病得很严重，但对于这样的确诊结果，还是难以接受。看着逸儿天真无邪的笑脸，夫妻俩抱头痛哭。

在反复感染中等待配型

控制了感染后，逸儿就出院了。但是回到家后，逸儿再次发高烧，且反反复复。才几个月大的时候，他就已经辗转进了六次医院。逸儿父母终于决定在上海儿童医学中心给孩子做骨髓移植，于是他们在上海租了房子，随时准备手术。

逸儿爸爸在日记中写道：

宝宝的情况很危险，永远不知道下一分钟会发生什么。我每次出去办事时，心里也总想着宝宝，经常走神，就怕会有什么情况。老婆每天在家照顾孩子，真的可以看出憔悴了许多，少了很多昔日的甜蜜！

"只要宝宝好，我变成什么样都不在乎！"这是老婆经常说的话，我每次听了心里都会特别的害怕，但是怕又能怎样？我现在找了个工作，每天晚上上班，白天能在家里，工资基本上够月租和日常开销的。我期望我俩能照顾好宝宝，让宝宝能健健康康地生活下去。

骨髓配型已经找了有2个月了，以前我对骨髓移植根本就没有概念，现在才知道有多困难，制约因素太多了。上周找到两份骨髓，一个是九个点相符，一个是十个点相符，当时觉得挺幸运的，居然找到了十个点的，收到医院的通知后我赶紧把体检费两万块给打过去了。但是没几天医院又通知我，说人家不愿意捐了，刚升起的希望又破灭了，不知道是不是老天在考验我们。但这是没有一点办法的，只能继续再找找，毕竟十个点是相似度最高的，还是想用十个点的去做手术。目前还有一份在做高分辨，我想问问专家，骨髓一个点的差距有多大？对孩子的健康差距有多大？排异情况会有多大？脐带血和骨髓有什么区别？

前一段时间，家园里的一个兄弟的孩子走了。三哥告诉我这个消息的时候，我先是一惊，然后泪水在眼眶里转了许久，心里只有一个字：难！

坚强！！祈祷！！！

等待配型的日子很煎熬，尤其是像逸儿这样经常感染高烧的孩子。

逸儿的皮肤一直没有好过，稍微热了就会起一块一块的红斑，且伴随着湿疹。之前医生也说过，WAS的患儿很容易拉肚子，逸儿也一直有拉肚子的情况。有次感染，到医院输完抗生素后，逸儿拉肚子就特别厉害，20天里就去了四五次医院，每次都是输些生理盐水，然后回家吃思密达（蒙脱石散）和妈咪爱，但是就是不见好转。此外，逸儿还有些脱水症状，精神也大不如前，有些嗜睡，瘦了不少，但每次到医院验大便，结果都是正常的，父母也不知道是什么原因。

逸儿定期去医院输注丙种球蛋白，虽然整体情况还可以，但身上还是会有出血点。另外，丙种球蛋白虽然没有提升血小板计数，但是对以前经常出现的感染还是有一定的控制作用。期间只有过一次持续了四五天的发烧，还伴有肠道感染，肠道感染出现水样泻，大便颜色发绿，于是又输了 1 周多的米卡芬净、倍能，以及补水和电解质的药物。

配型的艰难

逸儿的配型进行了 3 个多月，找到了两个九个点的高分辨配型供者，另外还有一份还在做高分辨。逸儿父母本来想再尝试去动员十个点的供者，但是每次孩子的血小板计数已经快要跌到个位数，不敢再等了。另外，医生也建议应该在发生严重感染前赶紧移植，担心拖越久风险就越大。所以，配型的医生已经让供者体检了，准备等体检报告出来，就安排逸儿做移植手术。手术的日子初步定在 10 月初。

中秋节快到了，逸儿也已经 9 个月大了。生病以来，逸儿没有一个节日是在老家过的，这次，一家三口也没法回到老家，和长辈一起度过这个团圆的节日。逸儿一直在挣扎、在努力！

装化疗泵

逸儿的治疗需要装化疗泵，这让逸儿爸妈很纠结，一方面是考虑到 1 万多元昂贵的费用；另一方面也因为这毕竟是个手术，要上麻醉药，前后六个小时还需要禁食，他们真的不想让孩子经历这些痛苦。

就在这个时候，ITP 家园的志愿者玮玮妈和 M 姐来看望逸儿一家三口。在这个陌生的大上海，志愿者送来的关怀，让逸儿父母感到无比的温暖和感动！

装泵的几天把逸儿爸爸累坏了，他每天都要在医院和住处之间往返多次，还要上夜班，终于没扛住发起了高烧。逸儿也好像和爸爸就像有心灵感应一样，头上起了不少湿疹和红疙瘩，嘴里还有几个血疱。

逸儿妈妈和往常一样悉心照顾着他们，她记录到：

"宝宝要进手术室了。看着他睡在床上被推进去，哭着伸着双手要我抱他，可是我却离他原来越来越远，直到手术室门关上。我听到他在里面更加大哭起来，在然后我就听不到他的哭声了，他已经在手术了。

我站在手术室门口，想着他在手术室会是什么样子，想象着医生说的从嘴里插一个管子到呼吸道帮助他呼吸，几个医生在他那弱小的身上动刀子，他会不会还有一点意识是在害怕呢？手术对于我来说真的是度秒如年，好想见到宝宝，见到他的笑。

一个半小时过去了，终于看到宝宝被推了出来，他躺在床上一手挂着盐水，一个手放在嘴里吃着呢，是那样的安静。他一直都在努力地战胜病痛，战胜各种的不适，他是坚强的。医生护士都夸逸儿很安静、很乖，但是一回到病房，看到我和他爸爸，他一下子就哭了起来，也许一直没有看到他是害怕的，也许是饿的，可是宝宝你还不能吃饭，你还要再忍受六个小时呢，我也想让你吃饭，可是这不是爱你，只有我们一步步走过这些艰难把病治好才是爱你。

老公害怕他哭闹得太厉害会弄疼伤口，又把他抱起来继续转，我在老公身后宝宝看不见的位置举着盐水，宝宝又迷迷糊糊地睡了，他也累了、饿了。我们两个人更加累。

直到手术后五个小时，护士说可以给他喂奶了，宝宝大口大口地吸着，吃饱之后他趴在肩膀上见到护士就笑了。见到宝宝的笑，我知道这一关我们一家又挺过去了，距离宝宝健康我们又走近了一步，以后宝宝可以少扎针了，宝贝继续加油！"

顺 利 移 植

10月到了，逸儿终于等来了合适的骨髓。虽然钱还没有凑齐，但是医院考虑逸儿的情况先让孩子进了移植仓。

移植舱外的逸儿父母心里很乱，不能陪在孩子身边，只能看着他在里面受着各种各样的痛苦，看多了心里难受，不看又担心……他们心力交瘁！

逸儿爸爸在日记中写道：

"现在的我有度日如年的感觉，恨不得明天就是27号会输干细胞的日子，这日子太艰难了，蹂躏心脏的感受太不是滋味了！老天爷求求你让宝宝一切都能顺顺利利的，宝宝已经受太多的苦了，快点让宝宝好起来吧！"

逸儿的移植手术很成功，回输干细胞两天的时候逸儿还对着妈妈笑了，这也让逸儿父母的心情激动无比，就像是密布的乌云中被一道强烈的阳光穿透，有种说不出的欣慰！

回输干细胞第八天的时候，细胞还没有涨，这让逸儿父母很焦虑。ITP家园的病友们也在每天关注逸儿的情况，大家纷纷留言为逸儿一家加油打气、祈福，希望逸儿早日战胜疾病，快点好起来！

终于在 20 多天后，逸儿出仓了。但一切也并不顺利，逸儿出仓后又再次发烧起了疹子。这个 11 个月不到的小宝宝，承受了别人或许一生都体会不到的痛苦。在这样一条洒满了艰辛的路上，逸儿父母不知道在漆黑的夜里流下了多少泪水，每一次打针，都是大人孩子眼泪一起流。但是他们从未放弃，每次一想到宝宝一步步在靠近希望，一关又一关地挺过来，只要一家人可以在一起，只要宝宝能好起来，什么样的苦不能受呢？

【周泽平点评】 造血干细胞移植并不是手术，仍然属于内科治疗方法。接受超大剂量化疗清空骨髓之后，接受供者造血干细胞的回输，等待供者的造血干细胞在患者体内重建造血和免疫，就是造血干细胞移植的主要过程。通过这些方法，清除孩子携带的异常 WASP 基因。

逸儿妈妈记录：

"宝宝，我们不求你长大给我们养老，不求你给我们争脸面，只要你能健健康康，在这个美丽的世界走一走，让爸爸妈妈能有机会和你同行！"

你的健康是爸妈最大的幸福

逸儿移植 1 年后，复查的指标仍然不是很好，但是身体状况已经可以出院回家调养。治疗还需要持续几年的时间，不过每天看着孩子能开开心心的，逸儿的父母心里还是感到很幸福。

现在，逸儿已经四岁半了，和正常孩子一样上了幼儿园，开始他快乐的人生。

逸儿爸爸一直在坚持记录着孩子的病历，定期给 ITP 家园的亲人们发送着逸儿的照片和近况。除了为孩子记录，更多的也是为了给其他的患儿家长一些参考，也希望带给大家多一些信心！

他说：

"回想 4 年前，初为人父的我还没来得及感受幸福，就需要面对这一场突如其来的疾病！

我们这对年轻的农村夫妻，就这样带着孩子开始了求医之旅。一开始，我们什么都不懂，只能盲目就医。医生、家人和朋友给出的建议也大多是消极的，甚至有人劝我们放弃！

就在心灰意冷的之时，我们遇到了 ITP 家园，开始慢慢地了解血液病以及严重性。幸好有家园的病友们为我们指出了正确的就医之路，帮助我们战胜了病魔！

一路上，除了经济上的援助外，家园更多的是让我们感受到了爱！有一个庞大的家园支持着我们，祝福着我们，真的会让人感觉到无比的温暖！得了血液病是不幸的，但遇到你们，我们却是幸运的！

谢谢桐妃姐、大三哥还有家园的志愿者们、病友们！"

（本文内容参考了志愿者 M 姐和逸儿爸爸的帖子，感谢逸儿爸爸坚持不懈的记录！）

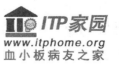

走着走着，就迎来了黎明

◎作者/ 安宝妈

◎整理/ 郡瑶爸

走着走着，就迎来了黎明；走着走着，就看到了希望。谨以此文献给正在路上的家长。我们要相信孩子，相信自己，进行科学、规范的治疗，等待幸福到来的这天。

2014 年 10 月 1 日，一个我终生都不会忘记的日子，因为这天，ITP 闯进了我们的生活，也打乱了我们的生活。在签署病危通知书的那刻，恐惧、颤抖、无助等任何词语都无法形容当时的感受。那些天，流的眼泪比过去 31 年流得都要多。清晰地记得住院的那五天，每天早上五六点把孩子喊起来，到护士站抽血，孩子好懂事，没有挣扎、没有哭啼，勇敢地配合着医生，我抱着孩子，看着流入针管的血，眼泪止不住地流，孩子转头说："妈妈，别哭，不疼。"当时孩子只有 3 岁……

安宝的治疗应该用无奈和大胆来形容。口服激素无效，大剂量激素静脉冲击或丙种球蛋白冲击虽然有效，但是担心激素对孩子的影响，我们不想选择激素冲击；丙种球蛋白冲击虽然有效，但是之后血小板上来了，中性粒细胞会降得很低，虽然丙种球蛋白作用的高峰退去后中性粒细胞会恢复正常，但是我们也害怕万一上不来咋办。

【周泽平点评】 迄今为止，激素仍然是 ITP 患者的一线治疗选择。只要将激素疗程控制合理，避免过长时间使用的副作用即可。不要过度妖魔化激素本身，关键是使用的剂量和疗程合理。丙种球蛋白很少会出现引起中性粒细胞减少的副作用，此处要非常谨慎的排除其他可能的原因。

在这里，想说下 ITP 家园和安宝的主治医生。ITP 家园，一个给我们知识和亲情的大家园，谢谢妃姐、三哥还有群里的志愿者，谢谢家园的在线医生特别是周泽平医生，在我们最恐慌无助时给了我们温暖。在家园，交流的不仅是病情，更是心灵的安慰；在家园，收获的不仅是友谊，更是亲人般的温暖。安宝的主治医生，一个给我们很大鼓励和安慰的医生，一个由医患关系转换为朋友关系的医生，一个在我们抗不住的时候，微笑着跟我们说"会好的，只是时间问题，要相信孩子，幸福会在你不经意间到来"的医生。就因为他的指导和支撑，我们才敢大胆地抗，才敢不干预给孩子自己修复的时间。

【周泽平点评】 温暖的医患沟通确实有利于提高患者的生活质量，很多时候对出血的恐惧可能是影响 ITP 患者生活质量的主要因素。尤其对于儿童 ITP 患者，因为单纯血小板计数减少直接导致死亡的很少见。

2015 年元旦，减停激素；2015 年 5 月，减停中药。正式开始不再采取任何干预措施，开始在忐忑中坚持，在坚持中等待，在等待中坚强。

2015 年 7 月，安宝生病 10 个月后，终于发烧了，对，终于发烧了。我无法形容那时候的心情，是欣喜、是希望、是期盼。烧退1周后血小板计数为 $79×10^9/L$，1个月后血小板又降至 $10×10^9/L$，但是症状有很大好转，第一次高烧后口腔血疱就没再出现过。我们又在等待，等待第二次高烧的到来。2016年2月22日，第二次发烧，3天，烧退，忍住好奇心，没去复查血常规。2月25日，孩子入园，离开校园一年半，又重新开始了幼儿园生活。2016年3月28日至4月9日，反复发烧咳嗽；4月4日，我们开始不淡定，决定带到医院去看看，在发烧、咳嗽很严重的时候复查血小板，血小板计数为 $145×10^9/L$，看到化验单，我和老公都哭了……一年半的时间，终于看到了希望。4月9日，烧退。一切正常。5月17日，算算距离发烧彻底好已经过去了38天，在老公出差的日子，我请了一天假，自己带娃去医院复查，没有告知老公，也没有告知家人。在去的路上，心情格外忐忑，夹杂不安，手心发凉，握方向盘的手都凉得有点僵硬，一点都没有夸张。抽血化验，化验单出来的那刻，抬头望了望天，深吸了一口气，才鼓起勇气看单子……看到血小板一栏赫然显示 $145×10^9/L$，眼泪当即出来了，抱着儿子亲了又亲，告诉他"我们战胜了一切，新的生活又重新开始啦！"

忘不了第一次发烧后，安宝脚踝不小心碰在木质沙发上，事情发生后，安宝第一句话竟然是：妈妈，妈妈，你看，这次碰了没有发青。当即我和我妈的眼泪就下来了，其实血小板减少已经对孩子有了一定的影响，也许他不知道血小板到底是什么，但是他已经知道他跟其他孩子的不同。尽管在平时的生活中我们不在孩子面前讨论血小板，但是我们不能小觑孩子自己的观察、总结能力。在这里，也希望家长们在孩子面前多些微笑，少些忧愁；多些乐观，少些焦虑；多些引导，少些埋怨，严禁打骂。在这里，希望家长多些理性，根据孩子的病情特点制订适合自己孩子的治疗方案。经常湿性出血的孩子不建议硬抗，也不希望家长们创造机会让孩子发烧，生病的过程是不可控的，血小板提升的过程需要的是水到渠成。

一路走来，ITP 虽然打破了我们原有的生活节奏，但是两年多的 ITP 抗战历程也让我深刻领悟生活其实没有那么艰难，ITP 也没有那么可怕，只要心中有念想，幸福会在你低沉无助的时候悄然到来。结合安宝 ITP 治疗历程，总结以下几点体会供大家参考。

一、对待病情不恐慌，主动学习是关键

所谓"知己知彼，百战不殆"，首先家长要熟知 ITP 的治疗手段、护理方法等知识，才能很好地跟医生商讨治疗方案，才能在 ITP 治疗过程中少走或者不走弯路。ITP 已经让我们的孩子失去了同龄孩子该有的一些东西，我们不能因为自己的无知，过度治疗让孩子二次受伤！在此，特别想感谢我的老公，因为孩子得病，他自己不断地学习医学知识，研读中西医书籍和国内外关于 ITP 诊疗的最新消息，所以在我们孩子的治疗中，我们坚持"轻板值，重症状，少干预，多调养"的十二字方针。实践证明，我们的选择是很明智的。

【周泽平点评】 对于儿童 ITP，观察出血情况比血小板计数本身更重要，很多儿童 ITP 患者即使血小板计数小于 $10×10^9/L$，仍可能没有明显的出血倾向，此时仍可以谨慎观察。

二、"灵丹妙药"莫轻信，饮食调养是正解

有病乱投医，是我们很多家长的真实写照，我也不例外。孩

子刚生病时，有人说熬牛皮、驴皮可以提升血小板计数，我就让我爸从老家花 3 千块钱买了一张驴皮，老人家连夜坐火车送来，那时我把驴皮膏、牛皮膏当成了灵丹妙药。任老公怎么劝说我都不听，执意要试试。结果呢，我只能呵呵，孩子不喝嘴巴还不会有血疱，喝了之后睡一觉，嘴巴就起了很多血疱，太补了，上火。这个例子是告诉大家，血小板治疗没有灵丹妙药，只有家长多用心，饮食多元化，想办法把孩子的身体调理好，身体好了，体质增强了，血小板提升是自然而然的事。关于饮食调理，我从家园论坛学了很多适合 ITP 患儿的菜谱，既好吃又有营养，以清淡为主，结构多元化。这时候需要家长多用心，在饮食结构发生变化时一定要注意观察，孩子会不会对新的菜品有反应，有的话就记下，后面少吃或不吃。安宝生病过程中，草莓、芒果、酸奶、木耳、香菇、西红柿、海鲜、鱼虾很少食用，因为他食用后有症状。

【周泽平点评】 我们不认为哪种或者哪一类食物可以治疗 ITP，建议 ITP 患者按照健康的饮食方式正常饮食即可。但在出血严重的情况下，应该尽量避免过热或者容易导致出血的生、冷、硬的食物。

三、树立信念，静候佳音

安的主治医生说："儿童 ITP 患者，一般是因为免疫系统紊乱引起，随着孩子的不断长大，免疫系统完善后自然而然就好了。"所以医学上对于儿童 ITP 患者，遵从自愈，而不是治愈！ITP 不管你怎么治疗，都改变不了它的病程，不会因为你干预它而缩短生病的周期。家长要做的就是看护好孩子，尽量不磕碰，避免发生湿性出血，其他的交给时间。

对于我们能力之外的事情，只能等待时间给予答案，让我们褪去急躁、纠结、恐慌，学会等待、淡定、淡然。请坚信黎明在向我们招手，孩子已经在自愈的路上行走了很久，马上就会达到最后的终点！在我们的不经意间，一定能等到幸福敲门的声音。

天将降大任于斯人也，必先苦其心志，劳其筋苦，饿其体肤……我们的孩子都是天将降于大任者，所以，就让我们多点耐心和等待，走远点再走远点，走着走着就会迎来黎明和曙光！

【周泽平点评】 ITP 作为一种自身免疫病，目前为止大多数药物都没有办法改变其自然病程，确如上面医生所说，ITP 最终是自愈，而不是治愈。

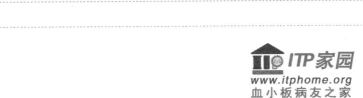

青少年与成人篇

我的未来不是梦

◎作者/ 明　明
◎整理/ 雨菲妈

　　2011 年，13 岁那年的夏天，由于感冒发烧，我的双脚上突然长出了密密麻麻针尖般大的血点。爸爸带我去医院检查，当时化验血常规血小板计数只有 7×10^9/L。医生说血小板计数这么低，可能会引发颅内出血或者腹腔内出血甚至导致死亡，于是立刻安排我住院接受治疗。医生还嘱咐我不能下床也不能动，那时我全部的吃喝拉撒都是在病床上。后来经过骨髓穿刺检查，我被确诊为血小板减少性紫癜，现在说的免疫性血小板减少症，即 ITP。当时父母对这个病也一无所知，以为 ITP 是一种很严重的疾病，我们全家都被吓懵了。

　　【周虎点评】　目前 ITP 准确的中文名为：免疫性血小板减少症，儿童 ITP 引起颅内出血的可能性为 0.5%，所以在没有出血倾向的情况下，儿童 ITP 不要恐慌，应保持平和心态，大小便通畅，软食更重要。

　　接下来，我在医院接受了十几天的激素治疗，血小板计数最

高曾升到 $260×10^9/L$。但是连续的激素治疗让我头晕、恶心、乏力，整个身体很不舒服，再加上出院回家后也一直在口服激素，人一下子变得很胖。

从此，我的世界突然变得灰暗了许多，做什么都要小心翼翼。妈妈不再让我去操场踢球，有一段时间连体育课都没去上。表面上我依旧和其他同学一样正常上课放学，但是心里总是感觉自己和他人不同，这种自卑的感觉一直纠缠着我。随着年龄的增长，我不仅没有释怀，心里的压力反而与日俱增。

我开始上网去查找关于血小板减少的资料。网上众说不一，但有一点相同的就是，他们基本都把这个病说得很严重，让我不时想起刚入院时医生说过的话。这些一知半解的零碎知识，这些最严重的后果好似紧箍咒一般，让我不得安宁，快要疯了。

那段黑暗的日子里，我始终与出血点为伴。我几乎天天都在关注这些可恶的点点，担心明天会不会出来更多的血点，担心会不会突然颅内出血，担心以后能否正常工作、能否如常人结婚生子。每每看到父母关切的眼神，我的内心就感到不安，这时候我才深刻体会到健康平安对于一个家庭是多么的重要，这样巨大的心理压力让我经常失眠。

【周虎点评】 出血倾向是患者就诊的主要原因，也是给患者及其家属造成极大心理压力的来源，但是单纯皮肤出血点和颅内出血并没有相关性，倒是口腔黏膜的出血、消化道出血、泌尿系统出血与颅内出血有相关性，还有血小板计数下降的速度等。所以单纯皮肤出血点和没有任何出血倾向的儿童或者青少年，不必太紧张。

口服的激素慢慢停了以后，血小板计数开始不停下滑。父母很焦虑，带我跑遍了甘肃和北京的医院，吃遍了知名医生和土郎中开的各种药物，然而血小板计数还是忽高忽低，有时甚至会回到个位数。长期的药物治疗加之内心挥之不去的阴影，使我每天都在恐慌和焦虑中度过。每天上课，我的头都是昏昏沉沉的，本该快乐的日子总有一半是阴天，感觉度日如年。

直到 2013 年，父母带我在广州找到了一位著名的中医大夫，大夫根据我的身体状况，给我采用了激素冲击血小板计数、中医调理身体，中西医结合的治疗方法。这位大夫医术精湛，对病人和蔼可亲，他给我讲了很多 ITP 患者应该注意的饮食习惯和生活习惯，还告诉我要通过适当的锻炼增强体质，身体机能慢慢就会变好。

大夫的科学诊治，让我逐渐消除了对 ITP 的恐惧，配合中药的调理和自身的锻炼，我的身体有了明显的好转。我喝的中药由开始的汤剂慢慢换成了冲剂，服用方法也从天天服用改为隔天和隔两天服用，服用的药量也在逐步地减少。经过大夫的精心医治，这几年我的血小板计数得到了很好的控制，身体状态也比以前好了很多。

日子过得好快，转眼临近高考。

妈妈担心我会因为患病造成的心理压力而影响发挥，于是想请有经验的人给我开导。一天，妈妈在 ITP 家园的病友群中遇到了一位非常有经验的管理员，于是立刻联系到他，请他与我进行了几次电话交流。那位管理员告诉了我很多关于 ITP 的常识，他还告诉我，只要我的血小板计数稳定在一个安全水平范围，没有自发的出血，那么我就和一个正常人一样。在他的鼓励与开导下，我更加坚信 ITP 并没有想象中那么可怕，渐渐地从病魔的阴影中走了出来，睡眠逐渐变得安稳，身体恢复得更好了，即使偶尔有一两个出血点，也会在休息一夜之后散去。

2016 年，我考取了北京某知名大学。在大学里，我每天坚持慢跑，还学会了游泳。远离家乡，虽然没有了妈妈的照料，但我每天还是对自己的饮食做合理调整，多吃水果和蔬菜，尽量不吃油炸食品；另外，我也尽量做到不熬夜，逐渐养成了健康的生活、学习习惯。现在，我已经快有两年没有吃中药了，血小板计数也一直很稳定。

通过这几年的经验，我发现疾病是有魔力的，你越是害怕它，越是担心、不敢去正视它，它可能会越发猖獗；一旦你开始了解它，知道它是怎么一回事儿，知道该怎么去预防或者治疗，换句话说就是当你开始正视它的时候，它可能会退却甚至会变得渺小。

嘿嘿！其实我想说的就是，心态对于疾病的治愈也很重要。我们应该以一个乐观的心态去面对疾病，不应该总是恐惧和担心。相信有很多人也会和我当初一样，觉得患病后生活再也没有了希望，未来变得很遥远很漫长。其实不是这样，生活还是充满着希望，只要进行积极的治疗、保持健康的心态，再加上适当的运动，ITP 是很有希望痊愈的。

下面我把这几年里，通过与他人交流，并结合自身感受总价出来的几条经验，和大家分享一下吧！

一是保持乐观积极的心态。请不要将 ITP 过分地当作一种疾病，不要过分地关注它。因为在你过分关注它时，你不经意间会一直在把自己当成一个病人，这不利于疾病的治愈。健康的心态会使你的治疗达到事半功倍的效果，这是我自己的亲身体验。

二是充足地休息。不要过度地劳累或者透支自己的身体，因为在过度劳累时，身体的免疫力可能会下降，可能导致病情不稳定；只有保证充足的睡眠，身体的新陈代谢和恢复能力才能保持在一个良好的水平，有利于我们身体的恢复。

三是健康合理的膳食。要少吃油炸煎烤的食物，多补充蛋白质和维生素含量较高的食物，这些食物会为我们提供身体所需要的各种营养物质，提高身体的免疫力。

四是适当的锻炼。可能很多人会觉得患上 ITP 之后应该减少运动，其实我以前也是这样想，但后来我发现这种想法是错误的！倘若长久的不锻炼不运动，那么身体的代谢水平会降低，抵抗力也会变弱，从而导致病情不稳定。所以我们应该多做慢跑之类的有氧运动，提高心肺功能和机体免疫力，帮助身体恢复。

最后一点就是要学会自我保护，尽量避免进行过于激烈的运动和其他危险行为。

【周虎点评】 总结得很好，积极的心态，充足的休息，合理饮食，适当锻炼，就是我也经常和患者说的（毛主席语录），战略上藐视敌人（ITP），战术上重视敌人（ITP）。

一晃 7 年过去了，这 7 年我对 ITP 从恐惧到了解，最后学会与它和平共处，在这个过程中我经历了很多，也体味到了其中的苦与乐。在某种程度上我要感谢 ITP，是它让我的人生经历更加丰富；是它让我结识了 ITP 家园里的爱心专家和志愿者，他们的关心与帮助让我不再孤单、不再无助，让我对生活重新充满了希望，更让我学会了感恩。

我写这段文字的目的就是想和病友们分享一下我个人的经历，鼓励大家勇敢地去正视 ITP，想告诉大家疾病并不可怕，不管怎样都应该对生活充满希望，不要过于恐惧与悲观。ITP 本质上不会对我们的生活造成任何影响，我们还是应该和正常人一样快乐积极地生活。

最后要特别感谢我的中医大夫给我科学的治疗，以及 ITP 家园志愿者们对我的帮助和开导！同时还要感谢各位病友的经验交流，是大家的帮助，让一位又一位的患者看到了治愈的曙光！

【周虎点评】 中医给予的更多是精神的支持，其实儿童 ITP

患儿80%是可以自愈的，无论西医还是中医，我想说，医生给予患者更多的往往是安慰，鼓励和信心，合理的治疗。

【杨仁池点评】 本文作者的亲身经历与个人体会非常好地为大家展示了罹患ITP后患者本人及其家属以及医务人员对于此病的认识，以及相关建议和诊治对于患者本人的生理和心理方面的影响。ITP作为一种自身免疫病，在儿童群体中如周虎主任所说，80%的患儿可以自发缓解，但是年龄越接近成人自发缓解的概率越低。国际多中心登记数据表明，在儿童ITP中，血小板计数小于$10×10^9$/L的患儿发生颅内出血的概率小于1%。现有研究表明，相当一部分ITP患者可以有乏力的表现，具体机制尚不清楚。至于生活质量下降的问题，除了因为血小板减少感觉乏力以外，患者本人及其家属以及医务人员等的认识也会显著影响ITP患者的心理，正如此文作者的亲身经历所示：早期由于患者本人及其家属对于此病的恐惧、过度治疗的相关副作用、医生的过于谨慎而给予的过于保守的建议等等都使得患者的生活质量显著下降；后期虽然血小板计数并没有恢复正常，由于患者本人的正确面对以及相关医生的恰当建议，生活质量则明显提高。

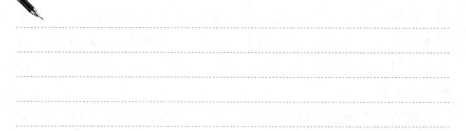

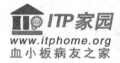

www.itphome.org
血小板病友之家

向死而生

◎作者/ 高　天
◎整理/ 孟桐妃

"向死而生"是德国哲学家海德格尔提出的理论，可以理解为"亡故之后是新生"，很像中国古语中的"置之死地而后生"。可以说，和病魔抗争的这几年，与其说是毁灭，不如说是重生。

亲爱的读者，我与ITP的这个故事，你准备好聆听了吗？

2009年6月，我九岁的时候，父母在我的膝盖后侧发现一块拳头大的乌青，次日，他们又在我的外阴部发现黄豆大的乌青，父母心觉不对，便赶忙带我去杭州儿童医院检查。验血后，得知我的血小板计数只有$22×10^9$/L，医生开下了病危通知，要求我马上住院输丙种球蛋白。

【周虎点评】　血小板$22×10^9$/L，有出血症状的儿童患者，一般医生都会紧急处理，但是对于专门从事ITP研究的临床医生，可能胆子会更大一些。

住院期间，我接受了输注激素，又做了骨髓穿刺和各类检查，经历了一番折腾后，最终被确诊为ITP，开始了我波折的抗病旅程。

实际上我并不记得是什么时候得知自己生病的，对治疗的方法和过程也不甚了解，一切都是后来通过妈妈的日记才了解的。

在那次的胆战心惊之后，我住了一周的院，出院时血小板为 $300×10^9$/L。出院后到 2010 年 9 月期间，我的血小板计数始终反复，抗核抗体（ANA）检查结果为弱阳性。后来我又输过两次丙种球蛋白，口服激素用量最多时，曾达到每日 8 片，8 片，足以将我这个瘦子吃成大胖子。2009 年 12 月，父母考虑到激素的副作用太大，于是带我到省中医院看病，当时我的血小板计数为 $125×10^9$/L，口服激素每日 3 片。

我不知道自己是怎样面对镜子里那张因服药而肿胀的脸的，大脑里的那一部分记忆似乎已经缺失，被刻意地忘记了，大概是我自己不愿意去面对现实吧。毕竟，生病之前，我是个练舞已 5 年的姑娘，一直梦想能当舞蹈家。那时，不论是看身材还是长相，我永远被称赞的那一个。所以，在看见自己臃肿的身体的时候，我一定选择了忘记吧。

我也知道，我一定会哭，一定会闹，一定会拒绝吃药，但我还是妥协了，因为医生和父母告诉我："吃了药身体才会好，才能重新跳舞。"那时的我多么天真啊，不知道这个历程会如此漫长而心酸，漫长到后来的我竟然不敢再上台舞蹈，不敢再去触碰曾经的梦想。

刚开始，我很抗拒吃中药，因为又苦又难喝，但是考虑到吃激素会越来越胖，就只能接受了。但是我们都没有想到，事情总是不那么一帆风顺。

2010 年 4 月，在省中医院医生的同意下，我打了流感疫苗，结果血小板一路下跌，治疗 9 个月后，血小板计数为 $23×10^9$/L。

2011 年 5 月，血小板计数 $13\times10^9/L$，在停掉激素 1 个月以后，我开始到一家有名的中医馆就诊。当时医生坚持停掉激素，仅用中药进行调理，但期间血小板计数一直在（$13\sim55$）$\times10^9/L$ 的范围里上下波动，效果并不明显，于是我放弃了在中医馆的治疗。

从 2012 年 1 月 16 日开始，父母再次尝试使用丙种球蛋白治疗我的病，当时我的血小板计数只有 $12\times10^9/L$，输完丙种球蛋白后，血小板计数升到 $80\times10^9/L$。

停了激素之后，我从 2012 年 1 月 25 日开始吃虫草。

【周虎点评】 虫草好像没有提升血小板的作用。

2 月 17 日，血小板计数下降到 $4\times10^9/L$。更糟糕的是，那时正好赶上我的经期，经血不止，去医院也只能输注丙种球蛋白加止血敏。19 日，血小板计数只上升到 $11\times10^9/L$。

爸爸妈妈开始心慌，但也只能带我另求他路。那段日子里，黑暗、迷茫和痛苦始终伴随着我们，爸爸似乎一夜间白了头发，妈妈也整日以泪洗面，而我，就像一只受惊又受伤的小鹿，在黑暗无边的森林里跌跌撞撞地蹒跚而行。我很害怕啊，害怕他人异样的目光，更怕自己被这个世界放弃。

不知道该如何缓解日渐消沉的心情的我，开始整日阅读，可以说，阅读成为药物治疗以外的一剂良方。如果不是因为一本书、一句话，我可能还不知道这个世界上还有怎样的人过着怎样的生活，他们或许比我更悲惨、更痛苦。

最让我印象深刻的一句话是这样说的，"这个世界上闪光发亮的事物也有很多，我们不能总被阴暗和不堪所牵绊。"是的，无论我如何拼命挣扎，总会有牵绊，但是也要去相信一直有光明在我前方。值得庆幸的是，我只有一点点想哭，也从来没想过要放弃，对挣脱泥潭，我始终还抱着一丝期望。病魔不过是人生中大大小小的事中的一件罢了，人啊，要向前看。

黑暗期之后，我迎来了短暂的光明。

2012年2月21日，由于经血不止，医生让我服用达英。服药的第一天，经血明显减少；3天后，经血终于止住，我们猜测应该是达英起作用了。

2012年2月25日，妈妈了解到一种补血保健品——"铁元"。开始服用几天后，我的嘴唇上起了几个血疱，但是精神不错。29日，我嘴唇上的血疱褪下去了。妈妈的日记里也写到，我的脸色和精神正在好转，每天状态都很好。

在我们全家正在期待光明的真正来临时，每个月的经期成了让人害怕又头疼的大问题，经期到来后，我的状态又开始恶化了。

2012年3月5日早上，妈妈接到外婆的电话，说我的经血越来越多，脸色也越来越差，于是妈妈决定第二天带我去医院。我还清楚地记得，当时我的血小板计数只有$10×10^9$/L，血红蛋白浓度也只有62g/L。也许是当时的情况太过危险，无法保证治愈，所以医院又建议我去儿童医院住院。

【杨仁池点评】　关于ITP的出血表现，国外曾有"干紫癜"和"湿紫癜"之分，也就是皮肤淤斑和黏膜出血。对于ITP患者而言，如果血压正常，没有其他合并症，单纯皮肤淤斑不必太在意。若出现黏膜出血，如口腔血疱、鼻出血不止或者月经过多等则必须重视，及早治疗。本例患者之前曾有口腔血疱，此次月经过多导致血红蛋白降至62g/L，医生关于住院的建议是非常正确的。

那天的风很大，也很冷，外婆和妈妈在两边搀着我，外公看我如此苍白无力，执意要背我，但是考虑到外公年纪大了，我的体重又因为激素变化很大，所以，还是妈妈背起了我。但后来，我实在不忍心看到瘦弱的妈妈一步一步辛苦地背着我，却还要努力装出轻松的样子，所以还是下来自己走。寒风中，家人把我围在中间，瑟瑟发抖地在路边等爸爸开车来接。当时我累到意识模糊，却清晰地感受到刺骨的寒风钻过我的头发，灌进我的衣袖。我靠在妈妈的肩上，没有哭，只是轻轻地说："妈妈，我不想死。"

2012年3月6日，我终于住进了儿童医院，但也只是临时床位而已。由于情况紧急，我又要输血，又要输丙种球蛋白加激素。住院3天，丙种球蛋白也输了3天，但依旧没有明显效果，血小板计数只有 $30 \times 10^9/L$，经血依然有，但是吃了妈富隆（去氧孕烯炔雌醇片）后明显减少了。这几个晚上妈妈都是彻夜未眠、如坐针毡，她迷茫地在走廊里走来走去，心里只有一句话："宝贝！我该拿什么拯救你？"

2012年3月10日，我已经输完20瓶丙种球蛋白，终于，血小板计数上升到了 $78 \times 10^9/L$，经血基本停了，红细胞数也在逐日升高。

13日，妈妈从病友群里的三叔那里得知美罗华，与医生商议后，决定先给我使用200mg美罗华。刚开始，我全身发痒，还会起包，医生马上停掉美罗华，用了抗过敏的药，待情况缓解后再次用上美罗华，这次没有发痒的现象了，只是我浑身无力、嗜睡。

我仿佛做了很长很长的梦，梦见我病好了，梦见我不再是那个吃药的小胖子，梦见我又能够在属于自己的舞台上尽情地舞蹈了。梦里的一切是那么美好，以至于我不愿醒过来面对令我难受的现实，只想一直沉睡下去。

美罗华的效果不错，血小板计数上升到 91×10^9/L，3 月 14 日，我出院了。医生建议我出院后服用妈富隆，每天两次、每次半片；如果中途发现有经血，就将用量增至每天 3 次、每次半片；4 月 3 日开始停用妈富隆。

从美罗华开始，我的世界似乎开始照进阳光。妈妈听说用了美罗华后很容易被感染，所以就让我在我外婆家休养，情况一切都好。3 月 18 日，我又来月经了，虽然只有一点点，但还是按照医嘱，增加了妈富隆的用量。第二天我们到儿童医院做了一系列检查，血小板保持住了！我们大家都非常开心，我们觉得，这一次，是真的看见光明了！加油！

3 月 20 日，第二次注射美罗华，血小板计数下跌至 75×10^9/L，医生解释说，说血小板 $(70\sim90)\times10^9$/L 是一个档次，让我们稍安毋躁，并将激素减至每天 2 次、每次 2 片。

3 月 23 日，经血已止住，复诊时，医生建议将妈富隆恢复到每天 2 次，20 天后停药。

4 天后，第三次注射美罗华，验血结果出人意料，血小板计数达到了 116×10^9/L，这个数值很让大家着实舒了一口气，我们互相鼓励互相加油，爸妈脸上终于浮现久违的轻松表情。

4 月 3 日，最后一次使用美罗华，血小板计数已经升至 166×10^9/L。翻看妈妈的日记，她写道："真是太高兴了！接下来激素每天 2 片，一切顺利！"她不会用华丽的辞藻形容自己的兴奋和激动，但是从字里行间，我能真实感受到，一家人历经千辛万苦之后的愉悦和欢欣，是那种很纯粹的快乐。

【周虎点评】 美罗华为抗 CD20 单抗，可以清除 CD20 阳性 B 细胞，从而减少 B 细胞产生的抗血小板抗体，达到治疗 ITP 的作用，美罗华中位起效时间 5.5 周，最快起效时间为 2 周。所以，本次血小板的上升应该是有激素、丙种球蛋白等综合治疗因素存在。

回顾这次治疗的整个过程，刚开始时，我似乎很难找到一个激励自己活下去的支撑点，之后我慢慢意识到，家人便是我努力活下去的理由，也是我最最最坚实的后盾。

在这里突然想起一句话——"有自己爱着的人真的太好了，在我的世界开始崩塌时，我就想起你们，就突然看到了努力的意义。"

到 2013 年 7 月 30 日为止，我用美罗华已经 1 年多了，血小板一直稳定，期间虽然也有过感冒、耳朵发炎等等的小病，但没有影响血小板计数。

2014 年 3 月初，我开始拉肚子，于是顺便去医院检查血常规，没有想到，血小板计数竟然已经降至 $35 \times 10^9/L$，这是美罗华后第一次发现血小板计数不正常，全家再次陷入恐慌当中。父母赶忙召开家庭会议，经过一番讨论，家人决定暂时不用药，喝花生衣水调理，月经期间服致康胶囊，等待我自己恢复。

后来几个月，血小板计数始终在（27~64）$\times 10^9/L$ 之间，呈现波动下跌的趋势。最后降至 $27 \times 10^9/L$ 的时候，父母商议决定在暑期放假期间开始第二个疗程的美罗华治疗，以免初三时血小板变化影响学业。

2014 年 7 月 11 日，我开始了第二个疗程的美罗华治疗。第一次注射后，血小板计数 $52 \times 10^9/L$。之后每周注射 1 次，每次 100mg。4 次注射完成后再次化验，血小板计数只有 $17 \times 10^9/L$，我们开始发现，这次的美罗华起效有点慢。

2014 年 8 月 7 日，妈妈在我的胸口和脚上发现许多出血点。

在和群里的病友及家人商量后，妈妈决定：

第一，停用其他西药，在家密切观察。如果月经来了真的控制不住了，那就用丙种球蛋白冲击，坚持到美罗华起效。

第二，中药配合治疗。父母找来了一位病友提供的药方，决定先请当地中医把脉、确定是否适合我的体质后，再考虑服用；如果服药 3 个月后还不见效的话，他们就带我去上海，去找病友推荐的另外一个中医。妈妈在日记里坚定而倔强地写道："我就不信没有一个中医和滨宝有缘。"

之后，妈妈的日记开始写得很零散，但是我记得，我的病情始终反反复复。我们先是辗转到了南京和上海，治疗不成后，又回到了杭州，回到了曾经去过的中医馆。这次我们试着换了一个医生，换了一种药方，但服用了几年后，效果依旧不显著，于是父母最终放弃了中药调理这条路。

停止服用中药，在 2016 年元旦，血小板计数再次降至 $10 \times 10^9/L$，输丙种球蛋白。

2016 年底到 2017 年初，从血液科转到风湿免疫科诊治。

2017 年 2 月，风湿免疫相关指标（抗核抗体）检查结果显示效价 1∶320，其他全部正常。这次检查前激素和免疫抑制剂已停 1 年左右。上海仁济医院医生诊断为：未分化结缔组织病，建议使用纷乐（硫酸羟氯喹），用量为每天 2 次、每次 1 片。

【杨仁池点评】 关于"未分化结缔组织病"的诊断我个人持保留意见，因为诊断依据仅仅是抗核抗体阳性，效价 1∶320，这个指标不能支持未分化结缔组织病的诊断。根据患者的治疗经过和相关记录可见，患者从一开始就是在输注丙种球蛋白之后才进行的免疫学指标检测，这就不能排除由于输注丙种球蛋白导致的这类指标的假阳性。如果患者在停用丙种球蛋白以及其他血液制品1年以上，复查免疫性指标多项阳性，才可以作出上述诊断。国际血液学界有共识，ITP患者如果单纯抗核抗体阳性仍然应该诊断为原发性ITP，不能诊断为未分化结缔组织病。

3个月后，血小板计数开始回升，之后一直稳定在正常范围。后来因纷乐对视网膜开始产生影响，就改为服用赛能（硫酸羟氯喹），到目前为止，每天1次，每次1片。

2018年再次进行风湿免疫相关指标检查，效价1：80，可溶性蛋白阳性，抗RNP抗体弱阳性，其他指标正常。

现在，我依然靠着赛能维持血小板。根据医生诊断，我的病属于未分化结缔组织病，血小板减少只是一种表现形式。

在成长的路上，因为吃激素变胖，我遭受过不少嘲笑和排挤，也被质疑学过舞蹈。当梦想破碎、不被理解裹挟着痛苦呼啸而来的时候，我退缩过、害怕过、质疑过，但最终都一步步地挺了过来。

长夜漫漫，我们都知道这个过程很难，但是我们要长大。或许我会一直依赖药物，或许我会遇到根治自己病情的药物，我不知道未来有什么在等待着我，只知道现在，我已经从过去的种种绝境中幸存了下来。

我不是预言家，我只是一个普普通通的凡人，无法预知未来，我只能——向死而生。

【周虎点评】 继发性血小板减少症，特别容易继发于结缔组织病，整体的治疗效果和治疗反应不如原发性血小板减少症，可是在没有其他组织系统受损害的情况下，血液科医生处理相关血小板减少还是专业。感觉所有的患者都有中医求医之路。祖国医学博大精深，我的建议去正规的中医院，找对本病有研究的中医师看病，而不是病急乱投医。

甲流疫苗和我

◎作者/ Lipeng6611

◎整理/ 雨菲妈

2010 年本来对我来讲应该是快乐的一年，没想到注射了甲流疫苗，把我一个健康的人变成了不仅一个什么都不能干，还要靠药物维持生命的废人！

2010 年 1 月 10 日我注射了甲流疫苗，当天晚上就开始低烧。我从小到大一直特别健康，身体特别好，所以都没当回事，谁能想到过了两三天病情变严重了，夜里感到喉咙特别痛，几乎讲不出话来，又过了几天牙龈开始出血，又过了两三天鼻腔开始有血丝！大概十三四天的时候，早上发现左手的手腕上有一大片像印记一样的红色斑块！舌头上有一大片紫色的斑，口腔里有血疱，当时真吓坏了，赶紧告诉妹妹，她让我去化验个血常规。因为太紧张了，我想也没想就直接去镇上的医院检查了血常规，结果血小板计数是 $55×10^9/L$，也就是大家常说的五万五千。当时我还不知道那很危险，只看到抽过血的地方血止不住，一片淤青。

【周泽平点评】 该患者出血倾向很重，但是血小板计数 55×

10^9/L，如果没有血小板功能的异常和凝血功能的异常，不能很好地解释如此严重的出血倾向。无论如何，对于严重的出血，应该及时进行处理，以避免危及生命的出血。

镇上的医生告诉我很严重，需要去市里的医院。我没有去，一是当时自己还不知道这病有那么危险，二是家里也没有钱去外地看病。

后来医生给我开了 1 瓶泼尼松，让我吃几天再回来复查血常规，如果血小板计数再没上来就要去大医院住院了。

谁知道我回到家后，药还没来得及吃，尿里用肉眼就能看到有血的颜色了。就这样我在家里又过了一夜，打算第二天去淮北。但是早上尿就直接是鲜血了，大便也有血，身上全是红斑，我这才意识到了严重性。

到了淮北矿工总院专家看了我以后第一句话就是问我，最近是否打什么疫苗了？我说打的甲流疫苗，她说："坏了，甲流疫苗过敏了，快住院吧！"

紧跟着我就去了八楼血液内科查血常规，血小板计数为 0！没有血小板了！我自己当时感觉特别特别的害怕，因为我的孩子还小，孩子不能没有爸爸啊！

旁边的人看到我哭了就过来劝我，说他们白血病还能活几年呢，我听了就更害怕了，心里特别没底。当天在医院做了骨髓穿刺检查，我心里暗自想，如果我是白血病，我就从这八楼跳下去！因为家里本来就没有什么钱，根本治不起！

后来结果出来是 ITP。

从注射甲流疫苗到住院 15 天，正好 15 天，然而就是这 15 天把我从一个健康的人变成了一个随时随地都有生命危险的人。

后来经过医生的治疗和家人无微不至的照顾，我终于可以出院了。但是永远离不开大剂量的激素和药物来维持生命。后来上网才知道江苏盐城有个小姑娘也是注射甲流疫苗得病的，不幸的是她没有我运气好，她得的是急性重症再生障碍性贫血，抢救无效离开了我们。这段日子切实体会了生病的痛苦和不容易，自从我加到 ITP 家园的病友群里，让我感到病友之间就像一家人一样，互相关心，我们一定要同心协力战胜病魔！当时买的环孢素还剩了一盒没吃，我就在病友网址里发帖赠送给有需要的病友，转一份爱心。

【周泽平点评】 不存在永远离不开大剂量激素和药物维持生命的情况。疫苗相关的血小板减少预后相对较好，大多可以自愈。在血小板减少期间的治疗和普通的 ITP 类似，只要血小板计数大于 $20×10^9/L$，没有明显的出血，都可以观察，而不治疗。但是对于本例患者，出血倾向比较重，需要严密监测出血情况，及时处理出血。

没病的时候感觉不到健康的重要，可是世界上没有卖后悔药的，我们应该时时都要注意健康。

我把我的经历说出来提醒大家，打疫苗的时候一定要慎重！

【周泽平点评】 总的来说，疫苗相关血小板减少更多见于麻疹、风疹、腮腺炎三联疫苗。一般疫苗相关血小板减少患者的出血倾向相对较轻，这与此例患者的出血情况不太相符。而且大多数疫苗相关血小板减少的预后相对较好，大多可以自愈。对于需要定期接种的儿童患者，对于接种上述三联疫苗的 ITP 患者需要更为慎重，其他的疫苗可以按照计划正常接种。

蹚 水 过 河

——记 ITP 患者 22 年的漫漫求医路

◎作者/ 阿 兰

◎整理/ 郡瑶爸

◎作者/ 阿　兰

◎整理/ 郡瑶爸

在绝望中不断挣扎，身处困境而更坚强，病痛让我十分无助，为找到落脚点，我一直在迷茫中寻觅。整整 22 年了，ITP 就像孙悟空头上戴的紧箍儿，常常令我眼胀头痛、心情晦暗。

我第一次知道血小板这个名词还是在遥远的 1996 年。那时，刚刚工作 5 年的我和其他女孩子一样爱美爱打扮，爱描眉、画眼、打耳洞。刚打完耳洞的时候，听同事说，新耳洞需要插上茶叶梗消毒，然后戴一段时间的银饰帮助愈合，最后才可以戴其他材质的饰品。我本来是打算照做的，但是有一次洗澡时忘了取下茶叶梗，茶叶梗泡水后涨大，导致耳垂红肿、发炎流脓。

到了医院后，医生先让我去化验指血。报告出来后，显示血小板计数是 $23 \times 10^9/L$，正常值是 $(100 \sim 300) \times 10^9/L$，也就是说，我的血小板计数还不足正常人最低值的 1/3。医生神情凝重，问我有没有其他不舒服，以前有没有查过血，身上有没有出血点等

— 91 —

一系列问题，问得我都晕头转向的，最后医生说："你最好去北京的医院检查一下。"

几个朋友陪我进京，到了一家治疗血液病很专业的医院。化验后，血小板计数依然很低，医生建议我去做个骨穿。当时，我没想到会是这样的结果，只觉得骨穿两个字很可怕，印象里只有极重的病才会要求做骨穿。我的心一沉，思索良久后，还是逃离了医院。

【周泽平点评】 在国际和国内的 ITP 专家共识和指南中，骨髓细胞学检查并不是诊断 ITP 所必须的。但是目前在我国，骨髓细胞学检查确实能够排除掉很多其他可能继发血小板减少的疾病，所以骨髓穿刺检查还是有一定的必要性。但是对骨髓穿刺结果的解释很重要。总的来说，ITP 患者的骨髓象就是相对正常的骨髓象。

别人有几十万的血小板精锐部队，而我的血小板军队不足 3 万。一旦哪里破口了，别人的精锐部队可以一拥而上，立刻堵住破损的伤口，而我的小伙伴呢？因为身单力薄，无论如何奋战，也只能延误战机，导致血流不止。而且因为军火不足，军队不能巡逻到我的全身，稍有磕碰我就会皮下出血淤青，身上常常会有出血点。辛苦了，我的血小板战士们，别人几十万大军守城，而你们守兰府的只有 3 万精兵，我们互相体谅吧，你们尽职尽责、恪尽职守，而我会千加小心万加小心不让自己受伤，这样你们就可养精蓄锐，以备不时之需。

这时，我又想起许多以前发生过的现象，也许那时我的血小板计数就低了，只是没有引起注意罢了。比如，曾有一段时间我经常会流鼻血，而且一流就止不住，大人以为是天干物燥、学习紧张上火引起的。他们还跟别人打听了许多止血的土方子，什么在耳朵上压土块呀，用棉花堵住鼻子仰着头呀，还有一次，居然让我吃了一块削了皮的仙人掌，据说是以毒攻毒……当然我也只是在嘴里嚼了嚼，并没有咽下去，只是觉得黏黏滑滑的，想吐。

另外一点，就是月经量变得特别大。每次一到经期，我就痛不欲生，肚子疼得要死，血流得要死。最讨厌上课下课时老师的起立坐下，那一折腾，生不如死。80 年代的时候，流行着日本的电视剧《血疑》，里面的幸子就经常有出血点，被诊断为血液病，那时我的身上也偶尔会有几个出血点，要说最早知道血液病，应该得益于这个电视剧的启蒙吧。

【周泽平点评】 对于年轻女性来说，$(20 \sim 30) \times 10^9/L$ 的血小板水平并不是特别低。但是本例患者的出血倾向是比较严重的，需要尽快明确诊断后及时处理。

《扁鹊见蔡桓公》中说："君有疾在腠理，不治将恐深……君之病在肌肤，不治将益深……君子病在肠胃，不治将益深……疾在腠理，汤熨之所及也；在肌肤，针石之所及也；在肠胃，火齐之所及也；在骨髓，司命之所属，无奈何也。今在骨髓，臣是以无请矣。"而我的病就在骨髓，可见其难治也。

1996 年就在我的"学术研究"和犹犹豫豫中过去了，对于血小板计数我没有采取任何的干预措施，也没有再去医院进一步检查，因为我知道，如果不抽骨髓，就无法确诊，而我还没有做好这个心理准备。

单位里的同事都觉得我性格开朗、处事痛快。那时电脑还没有普及，全单位的打字复印工作由专门科室来承担，而我，就做着这项工作。整个单位就只有一台打印机，我也像陀螺一样被工作抽得满场转，不得停歇。加班加点更成了家常便饭，有时还会通宵作战，这种状态一直持续到了人过中年。这样充实的工作还真让我少了许多的胡思乱想，日子在我的掩耳盗铃中度过。即便每天低头打字使我的颈椎生理曲度早早变直，但我还是感谢这些折磨减轻了我对那个疾病的恐惧。

1997 年元旦，一个同事为我介绍了现在的老公。那时我26 岁，同事、家人都在关心我的个人问题，于是我决定和他好好交往一下。

一天，我们相约在水边，我带上了自己所有的病历和化验单，先给他普及了一下血小板的基本知识，把我的身体状况和可能会发生的危险统统告诉了他，要他知难而退。我滔滔讲完后，那木讷的人只有一句话："我不在乎，什么样我都愿意。"

我的丈夫是一个不善言谈的人，从相识、相恋到步入婚姻的围城，他未曾有过山盟海誓、信誓旦旦，但他那诚实的眼神，拙朴的语言，却给了我一种伶牙俐齿难以获得的信任感。

婚后一年，我们先后经历了贷款买房，和因医生误诊而做的人工流产，劳累和营养不良使我的体质很差，血红蛋白只有70g/L（正常值为 120～160g/L）。我的脸色偏黄、没有血色，连眼底都是白色的，血小板计数更不乐观，$20×10^9/L$ 左右，曾一度被怀疑患上了白血病。

之后我转到了北京的一家有血液科的医院。复查了血常规后，医生立即让我做了骨穿。躲了两年多，该来的还是来了。骨髓的化验结果出来后，我被确诊为原发性 ITP。原来只知道血小板计数低，因为害怕骨穿一直也没再诊治，确诊后才知道，自己患上的竟是如此难缠的病症。ITP 在临床上主要表现为皮肤、黏膜或内脏出血，慢性患者多伴有失血性贫血，而当血小板严重减低时，内脏出血特别是颅内出血将是致命性的。

【周泽平点评】 ITP 迄今为止仍然是排除性诊断，需要排除结缔组织病、甲状腺功能异常、假性血小板减少、其他血液病等可能之后，才能诊断，骨髓细胞学检查并不能直接诊断 ITP。

医院没有床位，所以我们经常要奔波于怀柔和北京之间，拿药、化验、检查。丈夫的全部精力都放在我的身上，我就在当地医院抽完血，他进京送医院去化验，免了我的奔波之苦。

治疗方法无非是激素、激素、激素，检查的手段无非是采血、采血、采血。那时候我吃过两种激素，一种是泼尼松，没吃多长时间，整个人就开始变形了，满月脸、水牛背；另一种激素是弱雄性的，开始服用以后，我的月经就停了，还长了密密麻麻的小胡子，耳朵上也长出了小黑毛。治疗贫血的硫酸亚铁伤胃，虽然我会搭配护胃的胃速乐（鼠李铋镁片）一起服用，但还是会疼得趴在床上半天儿缓不过劲儿来。

药物的副作用，外貌和生理上的改变，也使我的精神方面出了些小麻烦。不知是哪种药物的影响，我开始整天都异常兴奋，手也不停颤抖，白天不睡，晚上不困，每天半夜都必须要吃点东西才能再次躺下。

【周泽平点评】 激素的长疗程使用是导致患者出现明显的激素副作用如满月脸、水牛背、兴奋的主要原因，应该尽量避免。对于弱化的雄性激素达那唑，尽量不用于有妊娠需求的女性。

那段时间，我边治疗边上班。有一天，医院通知我有床位了，让我去住院。当时，我的心情特别激动，终于可以好好地、系统地去治病了。我们简单收拾了一下就坐车去医院了，虽然是去住院，但心里却没有半点忧伤，只有对未来生活的憧憬和渴望。看着来来往往的医生护士，看着飘在眼前的白大褂们，我心里感觉无比亲切，感觉他们就是拯救我、帮助我脱离苦海的白衣天使。每天，我们还在睡梦中的时候，早班的护士就已经开始为我们扎针验血了。

入院的第二天，我就开始了一系列的检查，还做了第二次骨穿，但治疗方案并没有太大的变化，还是那几种药物，每天改变药量试验效果。住院的唯一好处就是心里踏实了，不用天天提心吊胆地怕自己哪里自发性出血来不及送医院抢救。

那段时间，我的出血症状很严重。每天早上起床，我的嘴里都是腥的，我知道，是牙龈又出血了，只能自己到卫生间，对着镜子清理血块；口腔内壁和舌头上也都是血疱，一张嘴就是触目惊心；身上更是布满了密密麻麻的小红点。我默默地抱着头，不让它来回晃，生怕晃出个颅内出血一命呜呼！

天气渐渐暖和了，我的病依旧没有起色。医生尝试用使用长春新碱进行化疗，但由于药效太强，不出半个小时我就开始呕吐。化疗过后，血小板计数还真升上去了，我也觉得光明就要来了。可谁知才到晚上，血小板计数就开始下降了。

第二天，护士又拎着化疗的设备进来了，说医生让再试一次。这一次，因为止吐药加得早，我没有像昨天那样恶心、呕吐，但血小板计数也还是升了又降，这种方法被排除了。

冬去春来，治疗还是没有进展，而我却愈发地胖了。专家来到了我的病房，和蔼地对我说："你看这么长时间的治疗，能用的方法都给你用了，你这属于难治性的，任何药物对你都不起作用，我想，你考虑一下，把脾切了吧，这是最后的方法了，你和家属商量一下。"

我拒绝切脾，决定出院。专家原本不同意，但看到我的坚持，只能为我开了出院单，并在上面注明："此患者因患难治性血小板减少性紫癜于××年××月××日至××月××日来我院就诊，经治疗无效，建议脾切除，患者不予采纳，强行要求出院，一切后果与本院无关。"

【周泽平点评】 目前国际国内的共识仍然是脾切除后无效或者复发，且排除其他可能引起血小板减少的因素之后才能称为难治性 ITP。上述医生的难治性 ITP 的诊断是不准确的。

拿着这张窄窄的纸条，我的心情十分复杂，原本是满怀希望来的，迎接我的却是这样残酷的结局。我不怕天天扎手指、不怕胖得没人形、不怕一次次骨穿、不怕吐得昏天黑地的化疗，我可以忍受一切，我只希望做个正常人。给我一个切脾的充足理由，如果我的脾大，如果我的脾功能亢进，如果有人告诉我脾切除可以有 80% 以上的把握，我会毫不迟疑！

春天赋予世界以颜色，赋予人们以希望，它给人们的感觉永远是灿烂与清新的。但这个春天，我反而觉得比冬天更冷，我的心开始下雪，雪无声地覆盖了所有。我修饰着自己凌乱而绝望的思绪，不知今后的路要怎么走？

带着伤心绝望，我回到了久违的家。路在何方？我该怎么办？我不止一次地在心底呐喊！没人能给我答案。我把激素都停了。在月经还没有很正常来临的时候，我觉出了身体的异样。出院时，曾经咨询过专家，我以后可不可以要小孩，专家笑着说："你连自己的命都保不住，还想要小孩？先不说怀孕期间充满着多少不可预知的危险，你可怎么生出来呢，自然生产掌握不了孩子出生的时间，无法及时输入血小板，如果选择剖宫产，又是一个大手术，容易引起大出血……"总之，他建议我不要生孩子了。

【杨仁池点评】 这位专家的说法是完全错误的，ITP 患者虽然妊娠和分娩确实有出血的风险，但是并非不可控制。只要患者本人和医疗机构准备充分、处置及时，对于孕妇本人和婴儿都是非常安全的。部分 ITP 患者可以将抗血小板特异性抗体通过胎盘传给婴儿，分娩后部分新生儿可以发生血小板减少，随着时间推移一般都可以恢复正常。

母性的力量胜过自然界的法则。——芭芭拉·金索尔夫

知道自己有了宝宝，我的心情开始很激动，后来才慢慢平复下来。我不想去医院，我怕医生让我放弃这个孩子。我要留下他，我要做个完整的女人。

我整理着自己的思绪。回忆着所有用过的药品，化疗的时间，近期吃的药物、药量，停药的时间。翻书，查药性，自己分析，确认自己身体残存的药量已经排干净了，对胎儿应该没有什么影响之后，就开始论证血小板计数低可不可以生孩子。回忆去年的流产，没有大的出血现象，这对我是一种莫大的鼓励。看书，找对自己有力的论据，之后一一划下来，增加自己的信心。

"子宫里的血管特别的密集，互相交错着，即使出血也能很好地止住……""血小板减少患者可以在临产前输注血小板临时提升计数……"书中的内容犹如一阵狂风刮过，驱散了我心中的阴霾。

这个孩子我要定了！

3 个月到了，丈夫陪我到医院给孩子建档。医生为我做了一系列的检查，除了血小板，其他还算正常。

孩子是个意外，我没有做过孕前检查，没有补过叶酸，没有提前半年戒烟戒酒。人生就是一场赌局，我赌自己能赢。我不敢再流产，我怕我再也没有做母亲的机会。

整个孕期我都是在不安和期盼中度过的，我怕我的一意孤行对孩子的发育有影响，但我又不想放弃这个机会。那时我常常想，人的肚皮要是透明的该有多好，那样就随时可以观察到宝宝

的生长发育情况，就不用有担惊受怕地过 10 个月了。

预产期那天，我被转到市里的一家医院。那时已经是夜间九点多，我茫然地看着周围的一切，恍如隔世。丈夫办好手续后，护士就用轮椅把我推进了待产室。

待产室里，五六个护士围在我身边，量血压、验指血、测骨盆……我躺在病床上，就像做梦一样。好在有个小护士一直在身边陪伴着我，让我少了很多恐惧。

当天晚上，我开始输注血小板，这是我第一次见到血小板的真面目，黄黄的、黏黏的。输完血小板后，计数没有明显的提升，我却开始过敏了。当时我并没有特别的感觉，身边也没有镜子，直到身边的护士开始询问情况，我才知道自己是过敏了。后来听旁边的人提起才知道，自己的嘴唇肿得老高，脸上都是红疹子，眼睛也是红的，这个形象在半夜里看起来应该像个鬼吧。后来医生加了地塞米松后，我的过敏才总算是止住了。

催产素无效，我始终没有要生的迹象，于是医生把我转到了高危病房。

母爱是世间最伟大的力量。没有无私的，自我牺牲的母爱的帮助，孩子的心灵将是一片荒漠。——高尔基

1 月 18 日，医生终于决定为我做手术。手术的前一天，护士嘱咐过了 22 点就不要再吃东西喝水了，于是我从 19 点就没再进过食。第二天一大早，我打了止吐药输上液，插上导尿管，被推出病房。但是由于专家与主治医生意见不统一，所以只能暂时在楼道里等待。我在楼道里静静地躺着，目送着来来往往的人。不知道下一秒钟是否还能有幸看到这景象。

抽血化验后，结果依旧不乐观，于是医生决定再次为我输注血小板。那天用血的人很多，血小板又需要现场分离，所以我只

能等待。

就这样一直等到第二天的夜里 24 点，整整 29 个小时，我一直在等待。护士劝我吃点东西，但是一想到是为了孩子，我就什么都能忍受。到了晚上的 21 点，我已经快没有意识了，护士叫来了医生，给我进行吸氧输液，我蜷缩在床上让所有人看了都觉得可怜，但我又坚强得令她们吃惊。做了一系列的检查，我听到医生问："血小板怎么还不来？孩子四个点都没有羊水了，而且缺氧。"我知道，情况紧急了。

终于，救命的血小板来了，我被一路狂奔着推进了手术室。我躺在手术台上，看着手术灯，瑟瑟发抖，护士们问我是冷还是害怕，我颤着声回答："都有。"

我全身插满了管子和仪器，开始在麻醉的作用下，慢慢进入兴奋状态。我感觉自己像是在一个通道里不停地转呀转，地面铺着黑白相间的砖，耳边响着震耳欲聋的音乐声，感觉真是飘飘欲仙。我飘着飘着，感觉肚子那里有很难受的往外拽的一股力量，我睁开眼睛，朦胧中看到医生手里托着一个孩子，说，男孩啊。然后，我就没了知觉。

【周泽平点评】 一般小手术前血小板水平最好在 $50 \times 10^9/L$ 以上，大手术前血小板水平最好在 $80 \times 10^9/L$ 以上。如果病情需要紧急手术，可以采取术前输注单采血小板临时止血，虽然可能无法提高血小板计数，但是能够发挥止血作用。

孩子出生时间是 2001 年 1 月 19 日 00：45 分。

从孩子出生后，我的所有心思就都放到了他的身上。看着他从婴儿长成少年再到青年，从牙牙学语到进入幼儿园、小学、中学，母爱的力量就像一剂良药，支撑着我。

直到 2013 年，12 年没有去过医院看病的我，又走进了医院的血液科。一系列化验结果出来后，医生建议我去看免疫科，于是，我又成了免疫科的病人，最终被确诊为未分化结缔组织病、抗磷脂综合征。我的血小板计数依旧在（20~30）×10⁹/L 之间徘徊，但我们已经这样和平共处 22 年了，今后也请多多关照。

【周泽平点评】 这是一个典型的结缔组织病继发免疫性血小板减少症的病例。尤其是病程特别长的患者，需要排除先天性或遗传性血小板减少，以及结缔组织病继发的血小板减少的可能。总结本病例，大多数情况下血小板（20~30）×10⁹/L，处于相对安全的水平，只要没有明显的出血，可以观察而不治疗。

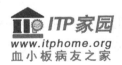

生活，就是心怀感恩在荆棘中穿行

◎作者/ 问问问

◎整理/ 孟桐妃

如果前面是一片黑，你要相信，在天亮前夕，从黑暗中挣扎出的光芒会更亮。

2006 年刚入春的时候，我每天都很疲惫，感觉怎么都睡不够，当时还以为是工作太忙没休息好，就没太在意。到了 5 月份，我的小腿上开始经常出现一些红点点，去医院做了血常规化验后，发现血小板只有 20×10^9/L，住院后确诊为 ITP，那年我 25 岁。

【周虎点评】 血小板减少的确会出现乏力的症状，但是一般促使患者就医的主要原因还是出血症状，血小板减少的出血症状，常表现为皮肤出现针尖大小出血点。

第一次的住院治疗很顺利，口服激素、输入血小板、丙种球蛋白，1 周后我的血小板计数就恢复了正常。准备出院的前一天，我下床时突然眼前发黑晕倒，经化验血小板数值为 40×10^9/L，医生把激素口服量减至 5 片。

出院后 1 周，我的四肢又有出血点，血小板降至 $20 \times 10^9/L$，月经量也开始增多。之后化验血小板只剩 $1 \times 10^9/L$，于是我立刻开始第二次住院，这次我换到了本市另一家三甲医院，也就是在这时出现了难忘的小插曲。

2006 年 7 月 2 日，是我一辈子都不会忘记的日子。那一天，我离死亡是那么的近！血小板 $3 \times 10^9/L$，伴随着腹腔内大出血，出血量约 2000ml，命悬一线。我的两只手上各扎了两个通道输液，大夏天的却感到浑身发凉。所有人都让我放心，告诉我只要睡一觉醒来就会没事的，但我却固执地睁着眼睛盯着天花板，我承认是因为自己胆小，害怕自己会永远地睡着。

【周虎点评】 血小板减少导致的腹腔大出血，可以导致失血性休克，需要紧急止血，输血输液支持对症治疗。

我心里不停地想："为什么刚刚开始可以回报父母，我就生病了，不能让他们轻松享受退休生活？为什么苦苦等了两年的那个人马上就要回国，我却生病了？为什么医生告诉我 ITP 是良性病，死亡率极低，而我就赶上了要命的大出血？为什么?！为什么?!! 为什么?!!!"真的不敢相信，能说能笑能吃能睡的我，现在却只能躺在病床上，身上布满了管子，一动也不能动。我难过地想哭，但是却连流出眼泪的力气都没有……

家人被医生叫去谈话，过了很久，妈妈才回来，她对我微笑着，告诉我什么都别想，好好睡一会儿。我不想让她担心，所以就乖乖地闭上眼休息。旁边病床上的白血病女孩丹丹问我妈妈："阿姨，小姐姐没事了吧?"妈妈回答没事后，丹丹又安慰道："放心吧！小姐姐的病不严重，能治好，不像我……"。我听见了妈妈抽泣的声音，接着，姑姑陪她走出了房间。

接下来的几天里，我的情况一直都不好。因为并发肺部重度感染，我戴上了呼吸机，被隔离到了单间治疗。除了医生和护士以外，每次只允许一个人进来 5 分钟，隔着走廊看我一眼。为了预防感染，输液的 4 个通道都每天更换新针头，所以我的双手每天都会被重新扎 4 针，这还不包括各种静脉和动脉抽血。另外，医生也给我换上了包括激素、抗生素在内的各种最强力的药物，全天 24 小时不间断地输液。

经过 12 天的抢救，我很幸运的又留在了这个世界，真有种战后重生的感觉！

【周虎点评】 作者的小插曲也让我们认识到这个疾病的凶险，严重的腹腔出血，严重的肺部感染，作者的确是从鬼门关走了一遭。作为医生，每年也的确会遇到患者突发脑出血，或者长期应用激素和免疫抑制剂及美罗华导致感染不能控制的病例，总是会感觉遗憾，可是也很无助，所以医生和患者永远是一个战壕的战友，一定要互相支持，战后重生。

小插曲之后我继续住院治疗 ITP。7 月份减停激素同时服用环孢素，2007 年 1 月开始环孢素减停，我的血小板计数始终不到 $20 \times 10^9/L$。

住院 8 个月，除了刚讲的那次难忘的抢救以外，我还因月经量过多而休克过两次。

【周虎点评】 因为血小板减少月经量过多导致休克的情况在临床上也常见，处理的办法在血小板低下的时候可以应用孕激素人工控制月经周期，或者应用雄激素减少月经量。对于成年女性，已经没有生育意愿的患者，可以长期服用小剂量达那唑。

医生让我绝对卧床休息，结果这一躺，就躺了近半年的时间，到出院时我几乎都不会走路了。住院那么久，我跟医生护士都熟悉了。他们曾问我："内出血那么疼，都没听你哼哼一声！

你怎么能忍下来的啊？抢救你的时候每天挨那么多针，有几次连我们自己都不忍心给你扎针了。"我笑着说："胆子小不敢哼哼啊！"

我不是铁人，我也会偷偷地哭，但是又不想让家人看见了担心，因为他们比我承受的要更多更重。

我没告诉他们，在抢救期间，我曾迷迷糊糊地看见爸妈站在床尾望着我抹眼泪，我也知道他们一直不吃不喝不睡地陪着我。听到医生说我度过了危险期的时候，爸爸站在走廊里就哭了，后来听叔叔们说，他们以前也从来没见到爸爸流过泪。

我刚服用环孢素的时候，因为药物反应血压偏高，有一天夜里突然开始头痛欲裂，值班医生以为我脑出血，边联系科室主任边给我做各种检查。妈妈在旁边握着我的手，我闭着眼睛，格外安心。当主任赶来确认我不是脑出血后，所有的人都松了口气，主任也安慰妈妈，让她不用担心。那时，妈妈以为我睡着了，于是压着哭泣的声音跪下请求医生一定要治好我，别再让我受苦了，她宁愿生病人的是她……

以前，爸爸工作很忙，他会做的家务也只有洗碗擦地。但是我生病后，他居然学会了买菜做饭。那是我刚抢救过来的第一个月，医生嘱咐要我饮食清淡，另外由于是在夏季，所以还要格外注意卫生。那时妈妈每天陪床，爸爸就只能开始学习自己买菜做饭。有一回他在车站把脚崴了，但是为了不耽误给我送饭，硬是咬着牙走到医院。回到家后，他的脚就肿了，1周没怎么下地活动。再见到爸爸时，他整个人都瘦了，却还笑着安慰我正好减减肚子。那次也是我唯一一次在医院里大哭，我哭着说不要在医院里吃饭了，不要坐在病床上吃饭，我要回家，我想家！我想像正常人一样！我想让爸爸妈妈不再为我受累了……那天，爸妈也当着我的面流泪了。

若干年后，我也为人母，更能理解父母对我的感情。不是有个专门形容孩子跟父母关系的词吗——"甜蜜的负担"。我记得妈妈曾经对我说："无论你多大的年纪了，在我和你爸爸的眼里，你永远都是个小孩……"。

2007 年 1 月底出院时，我已经减停了西药，只服用中药。一直到 2008 年底，西药造成的外貌上的副作用已基本消退，但是血小板始终是个位数，纹丝不动。几乎所有的医护人员都说这病好治疗，但我的病情却迟迟没有好转，家人和朋友都担心我是被误诊了。

我自己也很着急，开始在网上四处搜索。在 QQ 群里，我一下子认识了很多病友，尤其是看过了桐妃姐姐的博客后，被她乐观积极的生活态度感动，从此开始视她为偶像！作为 ITP 新人，到群里后，我的心里踏实了很多，迫不及待地把这个好消息告诉了爸妈。我每天都会跟病友们聊天，看到大家都很真诚地交流各自的治疗过程，相互鼓励。

【周虎点评】 患病期间亲情也许是让我们度过难关的最重要的支撑，但是病友之间的支撑，积极阳光的互动或许是超越治疗本身的一剂良药。

梁晓声说，只要悲痛不是一个接着一个，生活便都是可以好好珍惜的。

在住院和在家养病期间，同事、朋友和同学都在以各种方式关心我、鼓励我。单位为我捐款，帮我缓解住院治疗的经济压力；朋友常来探望陪伴，与我共享病房外的新闻趣事；高中同学悄悄从四面八方送来汇款，为我打气。我知道自己感谢大家最好的方式就是拿出行动，振作起来，热爱生活，争取早日回归！

2009 年 2 月，我作出了一个大胆的决定，停掉中药。

爸妈很不放心，于是为了安慰他俩，我又说："要不就再喝花生衣试试？"我本来是敷衍着说的，爸妈却是认真做的。买来的花生衣有时会有怪味，他们担心不安全，就去市场买回一大麻袋带壳的生花生，回家自己剥出花生米，每次取一把花生米，放到碗里用凉水泡一下，用手剥出红衣，再把之前泡花生米的水一起倒进锅里煮水。

有一次我跟他们一起边看电视边剥花生，没几下，手指头就有些疼了，他们就再不让我动手碰了。我这才知道生花生的红衣没有熟花生好剥，之前爸妈给我弄了那么多，手得有多疼！从那之后，我每次喝花生衣水都是喝完了汤再把花生衣和红枣都嚼了吃掉。

【周虎点评】 我一直不知道喝花生衣水的理论根据，但是好像很多人都在喝，从医生的角度，真的不要迷信这些所谓的偏方。

在家里休养了两年后，我终于正式回到单位。

我又高兴又激动，感觉有一点点陌生，也有一点点不适应。这两年里，我除了去医院复诊，就没怎么跟外界接触过，我担心自己是不是已经不会跟旁人打交道了……事实证明，是我多虑了。在同事们的关心和帮助中，我逐渐找回了工作状态，重拾信心！

在工作中，我本来是可以享受各种特殊照顾的，可我不愿意接受这些，我怕的不是被同情，而是一旦习惯了这种同情，人就会变得更加颓废，这可不是我！所以在体力允许的情况下，我也会参加单位的一些活动，不是为了获奖，是为了证明 ITP 人群照样可以生活得丰富多彩！

我和老刘的感情也终于定了下来。

早些年我并不懂他的用情，是在生病后才开始体会深刻。也许是害怕会再次受到伤害，我拒绝了他，但他依然会在出差经过时抽空来看我。就连在我服药中，整个人都开始变形的时候，他也始终没有放弃。终于，在他的鼓励下，我一点点恢复勇气；在他的坚持下，我俩终于牵手。

有时幸福来得太快，惊喜也会不断。婚后不久我就怀孕了，我自己都不敢相信这是真的。

当时我的血小板仍然只有 20×10^9/L，产科医生一直试图说服我放弃这个孩子。直到第二年的 2 月份，我去医院产检，遇到陈主任坐诊。看到我状态还不错，她笑容里带着些许无奈，叮嘱我："你的情况只能说目前看来还好，但还是需要多注意，你稍微感觉不对了就要来医院，千万别大意了啊！其实我是真的很反对你要孩子的，你冒的风险太大。2006 年你的情况实在是太吓人了，我当时都担心你活不过来。要不是你告诉我，我完全不敢相信现在的你跟那会儿是同一个人啊！"我笑着说"是啊。"陈主任接着又问起老刘是否知道我的身体情况。听完我的讲述，主任说我遇到了好男人，还笑着说终于明白为什么我那么坚持非要这个孩子了，我也不好意思地笑了。

有人问过我害不害怕，我很诚实地回答："害怕。"怀孕期间，我有过好几次牙龈渗血。孕 35 周之后，我的双脚几乎每天都会肿肿的，脚背和脚踝上布满了细小的出血点，有时候晚上睡不好，我真想坐一整晚。那时我总是暗自给自己打气，相信会平安顺利的。

越是临近生产日期，我就越觉得时间不够用。我开始抓紧时间上网搜索关于手术、麻醉、药剂量的各种资料，那时参考最多的，就是木木姐和桐妃姐的生产经验。我知道，医生其实未必会听我们的意见，但只有对自己的情况有一定的了解，才不会过于盲目。毕竟，虽然具体细节要针对个体情况来斟酌，但大方向都是一样的，所以我也希望这些知识到时能帮到自己。

离预产期还有 1 个月的时候，我更加不淡定。我曾想过要给爸妈、老刘，还有我未曾谋面的乖乖写信，把对他们的感谢、牵挂和叮嘱都留下来，可转念一想，又觉得这样就像是在写遗书，会让他们更揪心，所以最后还是作罢！每天只祈祷孩子顺利出生，健康就好！

不知不觉，山仔已经迫不及待地要跟我这个胆小的妈妈见面了。

孕 37 周$^{+1}$的时候，我一大早醒来，刚准备下床走路，突然感觉下身有东西流出，居然是见红了。妈妈建议我马上去医院，可是我又怕血小板受影响，想再观察一下，妈妈还是不放心，打电话咨询医生后，还是决定立刻带我去医院。

我当时心里很害怕，因为 2006 年生病后一住院就住了 7 个月，大半年的时间没有回过家，我怕这次也会一样。但是为了吉利，我还是努力让自己保持微笑，虽然这样看上去很傻……

检查过后，医生说胎儿情况很好，但是因为我有出血情况，且血小板只有 $20×10^9/L$，所以还是得住院观察。沟通生产方案的时候，虽然我想选择更加经济实惠的方案，但医生为了保险起见，还是下了丙种球蛋白 10 克/天，用 5 天；血小板预约两袋；止血敏+维生素 C 的医嘱；另外，产科医生还增开了 1 袋血小板。看到我对提前预约血小板有点犹豫，医生解释说，因为我的血小板本来就低，就算是不手术，也得想点办法先把我的血小板板升上来一些，才能保证安全。

下午，用手机在病友群里汇报过入院情况以后，我就早早准备休息了，可是却怎么也睡不着，不知道是紧张？兴奋？还是害怕？迷迷糊糊地，总感觉孩子在踢我，最后还是吸了1个小时的氧，才勉强睡着。

第二天天还没亮我就醒了。一打开手机，就看到了桐妃姐前一晚发来的好几条短信，嘱咐我好好休息，准备红枣汤等等。5点左右，我突然开始了阵痛。8点，管床医生到了医院，为我安排全麻手术。事实证明，之前医生作出的提前准备血小板的决定是正确的。被推进手术室时，我的血小板计数只有 $22\times10^9/L$，输完一整包血小板之后，才开始麻醉。

中午 12∶15，山仔出生了。14∶10，我在手术室醒来，听见护士说孩子有7斤2两，已平安送回病房，我才放心，不停地跟护士道谢。虽然医生跟我说 ITP 不遗传，但我还是不放心，直到孩子满月后，检查到血小板数值为 $196\times10^9/L$，我才真的吃了定心丸。这里也给姐妹们一个建议，孩子出生后，勤观察，如果没有特别的状况，是不用担心血小板数值的，有些新生儿刚出生时血小板偏低，是因为母体中的抗体通过胎盘所致，大多都只是一过性的。

【周虎点评】 ITP 合并妊娠的确也考量着患者、血液科医生、产科医生和麻醉医生的智慧，如果血小板能稳定在一个安全数值，没有任何出血倾向，在孕中期可以常规给予激素、丙种球蛋白以及特比澳（重组人血小板生成素）治疗，在围生期可以应用丙种球蛋白、输注血小板提升血小板计数到达手术或者分娩要求。

现在，山仔已经快7岁了，健康活泼，淘气又懂事。我的情况也很好，平时不吃药，常年血小板保持在 $40\times10^9/L$ 以上，有几次化验还达到了正常值。平时带山仔出行，都是大包小包背在身上，怀里还抱着孩子，不知不觉就练出了体力，体质也提高了。我们往往不知道在孩子眼里自己是多重要，可能在山仔眼里，我就是天，他是我庇护下的一颗小苗。我灿烂他就闪耀，我阴霾他就黯淡，所以为了宝贝，我一定要做个大太阳，永远让自己春光灿烂的陪着他！

刚生病时，我常常半夜醒来问自己："为什么生病的是我？"那时，我只有强迫自己快点睡着，尽量不去思考这样的难题。渐渐地，我开始感恩生活，"幸好我得的只是血液科里最轻的病，没有其他的病那么可怕。把心态调整好，保持好心情，即便血小板数值不达标，我们的生活质量依然可以达标！"

我并不总是积极的，但看到有人说因为我的故事而感动，有所改变，这让我受宠若惊。我感觉自己都是活在他人的鼓励、帮助下，从未想过自己还能带给别人帮助，陡然间责任感冒了出来。就像当年看到桐妃姐姐的博客，她乐观的性格改变了她的生活轨迹，我也很受鼓励，一直以她作为我的榜样！我开始意识到自己是多么幸运，还能够去体验生活，感受活着的快乐。

心怀感恩在荆棘中穿行！不是在最好的时光遇见了你们，而是有你们在，我才有了最好的时光！

【周虎点评】 作者一次大出血和感染重症的抢救，一次合并妊娠成功的分娩，字里行间看似轻松，恰恰也是 ITP 患者最难的两个坎。心怀感恩，我想重症时的轻描淡写，不知道是多少医护人员的不眠之夜；分娩时的从容，也是医生背后默默的付出。患病并不是我们生活的全部，体验活着的快乐或许只有经历过的人才能体会。

我和血小板不得不说的故事

◎作者/ 紫　煊
◎整理/ 孟桐妃

谨以此文纪念我逝去的日子。在那段日子里，我的生活中充满了悲情、狗血、纠结和欲哭无泪，但现在，我想尽量说得轻松些，因为曾经的一切，无论好坏我都要平静地接受。人生总会碰到一些烦恼和不如意，不怨天不怨地，因为这就是我注定的人生！

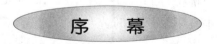

序　幕

从小到大，我的身上就总是青一块紫一块，小的时候还常常鼻子出血。因为家在农村，医疗条件有限，所以我也从来没有到医院系统地检查过。感谢上天，我还是平安地长大了，现在想想，这就是我的福气吧！

2005 年 5 月 10 日，对我来说注定是个不平凡的日子。这一天，一份简单的血常规检查，拉开了我与血小板不得不说的故事序幕。化验单上，我的血小板计数只有 $16 \times 10^9/L$，其余指标正常，医生建议我做骨穿确诊。

【周虎点评】 作者从小到大，身上就有皮肤淤斑、鼻出血的症状，说明在很小的时候可能就有血小板减少，只是一直没有检查。现实中也有这样的情况，很多患者因为体检、孕检等原因发现血小板减少，其实有出血症状很多年了。这一部分患者的治疗策略和目标应该按慢性 ITP 治疗和管理比较合适，即提升血小板数不是主要目标，注意权衡药物治疗的毒副作用和减少出血风险之间的关系，改善患者生活质量为首要治疗目标。

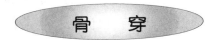

骨　穿

"骨穿"，一听到这个词，我马上想到了一句骂人的话："你脑子是不是穿刺了？"

好笑吧，我从前真的以为骨穿做不好的话人会傻掉。相信所有 ITP 的病友们都做过骨穿，具体的过程每人都深有体会。我的经历与大家不同的是，当时，医生身边还带了两名实习医生，一边操作一边讲解。

除了刚开始打麻药有点疼以外，骨穿的过程其实并不疼，也没有多恐怖，只有最后拔针头的时候，有点像从木头里面起钉子。几天后，结果出来了，我患上的是 ITP。医生诚恳地告诉我："这个病不太好治疗，根据我的临床经验即使治好了复发的可能性也比较高。就你目前的情况来看不建议用药治疗。保持现状挺好的。自己平时要多加小心，定期复查。"

苍天啊！大地啊！后来的事实证明，这位医生说的真的都是实话啊！

【周虎点评】 骨髓穿刺检查是 ITP 鉴别诊断的一个重要手段，也是血液科医生的一个基本操作，非常安全，所以不要过于害怕。同时医生的建议也非常专业，医患间的信任是非常重要的。

住　　院

自从知道自己得病以后，我的心里就总觉得不踏实，很想知道究竟是哪里出了问题。所以，2006 年 2 月 7 日我住院了。

在住院的 10 天里，我做了很多检查，最终的结果是除了血小板减少以外，其余的指标显示我很健康！主治医生向我介绍了几种西医治疗方案，并且结合他的经验说明了所有方案的利弊，最终建议我做脾栓塞手术。

【周虎点评】 目前脾栓塞不作为主要治疗手段推荐给患者，一是因为脾栓塞会引起疼痛，脾周围炎等不适；二是因为脾局部栓塞不能解决患者血小板减少的问题，部分患者一过性升高，复发率高，所以目前已经不再推荐。

【杨仁池点评】 关于脾栓塞，国内基层医院同仁存在认识的误区。这种选择应该仅限于有脾切除指征而身体不能耐受手术的患者。

到底做不做呢？伴着隔壁白血病晚期患者凄惨的喊声，我想了整整一个晚上。医生说过，脾栓塞手术通常都伴随着难以忍受的剧痛，有时甚至需要使用杜冷丁（哌替啶）镇痛。但就算患者能够承受这些，也不能保证病一定能够治好，一切都要看造化。我纠结了很久，最终还是决定放弃手术，激素也没吃就出院了。

之后我又去了好几家医院，所有医生给出的治疗方案基本上都一样。每次检查血小板都是 $30×10^9/L$ 以下，医生也都建议住院治疗。我还记得有位医生很诧异我居然是一个人来看病，她担心我的血小板过低，随时会有危险，还嘱咐我回去时一定要小心。

那段时间，我的身体没有出现太多生病带来的不适，再加上我又很担心吃激素会变胖，就一直没有接受治疗。在医生的眼里，我应该是一个很不听话的病人。其实医生的担心是对的，几个病友因脑出血而离世的消息也让我明白了：危险是时刻存在的，而我只是有一点小幸运罢了。

第二次骨穿

对本地医生要么吃激素、要么动脾的治疗方案始终不是很满意，所以，我决定再去北京试试。

2006 年 7 月，我来到北京，先去了朋友推荐的医院，并在这里做了第二次骨穿。

都说"无知者无畏"，人在不了解的时候永远不知道害怕，我第一次做骨穿的时候就是这样。但是第二次骨穿的时候，因为知道接下来会发生什么，我突然变得特别紧张。为我做骨穿的是两位女医生，她们手法专业、动作麻利。打了麻药后没有什么感觉，但我的脑子里还是在不由自主地分析她的动作：找骨头位置、消毒、打麻药、钻洞、抽骨髓、起钉子（拔针头）、包伤口……

本来一个人操作，一个人帮忙。可不知道什么时候，一位医生摸到了我的耳朵，我还没有反应过来，就感觉耳朵被划了一下，伤口也被用力挤压着。这时我才反应过来，她是在为我采血。可是第一次骨穿并没有采血的步骤啊。

做完骨穿，我走出检查室。不知道是因为没有吃早饭，还是太过紧张，我感觉腿有些发软，所以只能让丈夫先将样品送到化验室，而我自己就靠着走廊站着，微低着头，一言不发。不远处，有个男人一直盯着我。我很纳闷，有啥好看的呢？又不是美女！过了一会他突然和我说了什么，我没听清，只能大声回答我刚做完骨穿。他又重复了一次，我才听明白，原来是我的耳朵，刚才被采血的地方一直还在滴血，血顺着我的脸滴到了鞋上、地上，我都没有发现。

1周后结果出来了，和第一次结论相同。医生给我的建议就是吃激素，我的脾安全了！

【周虎点评】 激素是目前所有 ITP 指南推荐的一线用药，激素也是一把双刃剑，短期应用相对是安全的，虽然切脾目前在国际上的推荐已经放在美罗华和 TPO 受体激动剂的后面，但是对于中国国情来说，经济条件不好的患者，脾切除不失为一种治愈 ITP 的选择之一。

漫长的中医之路

在北京等待骨穿结果的一周里，我又去了中医院。由于当时根本抢不到专家号，我就找了个普通医生。大夫很热情，说我根本不必为了这病跑这么远，之后，他向我介绍了我所在城市当地医院的一位中医医生。这位也是比较有名的中医血液科医生，同在一个城市我居然没发现。

希望的小火苗又一次燃烧起来了，谁知道小火苗始终是小火苗，最终也没有能燎原啊！医生说我的病半年为 1 个疗程，就这样我开始了漫长的中医之路。我坚持了 4 个疗程，用了整整两年的时间！这两年中我的血小板始终没什么长进，总是徘徊在 $(10\sim30)\times10^9$/L 之间。在治疗的过程中也见到过许多其他的血液病患者，有人吃了他的药血小板就开始增加，还有一个吃了 1 年多已经开始巩固治疗了。但是到我身上就不灵了。后来因为血小板数值一直很低，医生就让我吃两片泼尼松预防出血。

这两年是我内心最受煎熬的两年，患 ITP，不光是肉体上的折磨，更是心灵和意志的考验啊！一次次希望之后紧接着的就是一次次的失望，我的心态也越来越差，我整天看谁都不顺眼，觉得全世界都欠我的，特别希望拿个大喇叭爬到顶楼，见谁骂谁，这样心才舒坦呢。谁好心安慰我几句我就觉得她是站着说话不腰疼，烦得很。有时候还想到了死，但是觉得无论怎样个死法都不太舒服。

劫　　难

"天作雨，人作祸！"这句话说得一点不假。2008 年 11 月，我血崩了！是自以为是和固执己见，使我的病情没能得到及时控制和治疗，差点上演了一场悲剧！

那天我因失血过多晕倒在了医院，庆幸的是，当初晕倒的地点是在医院，抢救也很及时，看来老天还是很照顾我的，为了感谢老天我一定要好好活着！因为严重贫血，我当时连抬头的力气都没有了，脸白得像纸一样。我当时头疼、恶心、心慌得厉害，难受到根本没有心情照镜子，妈妈见到我第一眼就掉眼泪了，现在想想自己真的是不孝，竟让妈妈如此担心！

医生为我注射了两支止血敏，见效后我就开始完全卧床休息了。上天再一次眷顾了我，1周后，我奇迹般地能扶墙走路了，1个月后，我就生龙活虎神龙再现了！

紫煊的快乐人生

经历了这次劫难，我重新审视了这个病和我自己的心态。由于长期吃中药，我的胃越来越不好，感觉继续下去也不会有什么效果，于是我就暂停了药物治疗。我决定换个生活态度，让自己的内心真正快乐起来。

上网的时候，我认识了自己的同乡，同时也是病友的"相信自己"大哥，在他的介绍下，我加入了病友QQ群，在这里我认识了许多许多病友，大家虽然都素未谋面，但却倍感亲切，像一个温暖的大家庭。后来ITP家园网站开通了，我还光荣地成为了传统文化版的版主，尽管有些不合格，但我还是挺骄傲的呢！

停药后的几年，我的血小板计数居然慢慢升了许多，我不知道这算不算奇迹。虽然我还是很容易感冒和疲劳，但是平时身上没有出血点，不磕碰也不会乌青。没有明显的出血症状，我也就始终没有再用药。本来我不想说这点，怕影响病友们的治疗方向，我只是想告诉大家，无论什么病，心态很重要！当你的内心真正回归平静，健康就不远了。平淡即真，平安是福。豁达洒脱，随性自然。福祸已至，一切随缘。

下面一段文字很好地概括了我内心的转变，我现在抄下来分享给大家："每个人的人生都是苦乐参半，知其乐，忘其苦。明其心，苦其志。追其型，忘其意。所说，所想，所做，所为，所用，所弃，所喜，所怨，所忧，所虑，皆为人之五行，心志之所发。初祖达摩说'不谋其前，不虑其后，无恋当今'。世间万物都是两个极端，乐是苦，苦是乐；成功是失败，失败也是成功；第一是最后，最后也是第一。两者相辅相成，没有苦，你不知道什么是乐；没有失败，你不知道什么是成功；没有最后，你永远不能成为第一。这就是人生，没有真正的苦乐和成败，唯一不同的是你的心，欲望就是你的心，当你的心态平稳了，欲望就没有了，生活不变，而极乐却到来了。"

——出自《佛渡有缘人》

最后，我想用一首优美动听的歌，来结束这篇我与血小板不得不说的故事

（预备，唱！）

人生路上甜苦和喜忧

愿意与你分担所有

难免曾经跌倒和等候

要勇敢地抬头

谁愿藏躲在避风的港口

宁有波涛汹涌的自由

愿是你心中灯塔的守候

在迷雾中让你看透

阳光总在风雨后

乌云上有晴空

珍惜所有的感动

每一份希望在你手中

阳光总在风雨后

请相信有彩虹

风风雨雨都接受

我一直会在你的左右

【周虎点评】 作者作为一个慢性ITP患者，出血倾向并不是很明显，没有进行过系统的西医治疗，有一次月经大出血的经历，其中两年的中医治疗也没有效果。可是几乎所有的慢性病患者都有中医治疗的经历，最终通过ITP家园，找到了自己的精神家园，完成了自己患病后精神上的一次自我救赎。这个故事给我们的启发，我想，患病后明确诊断是必要的，遇到紧急情况需要紧急的治疗也是必需的，如果没有出血倾向，就是血小板低一点，我主张都不要干预（包括中医）。心情要平和、心态要积极向上，但是目前由于有艾曲波帕、美罗华、脾切除等西医手段，应该去尝试一下，而不是对西医规范治疗的恐惧。

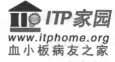

跌宕起伏的 20 年

◎作者/ 盼　盼
◎整理/ 雨菲妈

　　我今年 29 岁（2018 年），女，山东人。24 年前，因感冒服用氯霉素，我的下肢开始出现红点青斑。去医院化验后，常规显示血小板减少，具体的数值已记不清，只知道很低。在当时就诊的医院，被确诊为 ITP。

　　由于口服激素治疗无效，所以在 16 年前（2002 年左右），我接受了切脾手术。术后，血小板数值终于恢复正常，我也出了院。此后，血小板数值又出现过数次间断下降，但每次服用激素都能好转。期间，我还服用了血康口服液、人参归脾汤和六味地黄汤等药物来配合治疗。

　　【周泽平点评】 5 岁起病，病史长，在诊断过程中，谨慎排除先天性或者遗传性血小板减少是很有必要的。确定诊断 ITP 后，一线治疗无效，13 岁时接受脾切除治疗是恰当的。一般 5 岁以前切脾相对禁忌，5~12 岁尽量避免切脾，12 岁以后可以按照临床需要接受脾切除治疗。

2011 年 11 月，血小板数值降至 $6 \times 10^9/L$，我再次住院接受治疗。当时医生建议使用的是甲泼尼龙，每天 500mg，冲击 5 天后改为常规剂量静脉滴注。1 个月后复查，血小板计数恢复正常。

2014 年 12 月，由于血小板减少，且同时伴有牙龈出血，我又一次住院。激素治疗后，血小板恢复正常。

2015 年 1 月 13 日，血小板计数又一次降为 $20 \times 10^9/L$。我先是和从前一样，采用每天 500mg 激素的方式，连续冲击 5 天，之后改为常规剂量静脉滴注。但是这次，血小板计数并没有明显的上升。之后，我又改用长春新碱，每周注射 2mg。治疗两次后，血小板计数恢复正常。

出院后，我又在门诊接受了两次长春新碱的静脉滴注，之后逐渐减少了口服激素的用量，并开始口服血康口服液、人参归脾汤和六味地黄汤。

【周泽平点评】 整个治疗过程中，患者长期接受血康口服液、人参归脾汤和六味地黄汤等中药治疗，除非有明确的获益，否则不推荐。上述激素的大剂量冲击治疗是合理的，一般短疗程大剂量冲击治疗后可以选择直接停药观察，而不是继续用常规剂量激素维持治疗。

2015 年 8 月，我的鼻出血持续了一整天，只能再回医院，继续激素治疗。这次，除了激素药物外，我还搭配服用了氨肽素和血康口服液。出院后，我将激素逐渐减量，直至 5 月份停用，血小板计数 $201 \times 10^9/L$。服用维血宁颗粒 3 天后，出现牙龈出血和身上起红点的症状，血小板计数也降至 $4 \times 10^9/L$，无奈再次住院治疗。这次住院，医生为我进行了止血、输注血小板、抗感染等治疗，并配合使用了大剂量的地塞米松，但血小板计数依然持续下降。之后改用长春地辛，进行免疫抑制治疗，并减少了口服激素用量，血小板计数逐渐恢复正常。

2015 年 11 月底，血小板计数再次因感冒降至 2×10^9/L，而且伴有鼻出血。这次我尝试使用了 TPO（血小板生成素），注射 7 次后，血小板计数开始回升。之后，我又经历了几次血小板数值的下降，每次都是注射 TPO 进行治疗。直到 12 月底，血小板数值又一次下降时，注射 TPO 开始无效之后，我又经历了几次血小板数值的下降，每次都是注射 TPO 进行治疗。直到 12 月底，血小板数值又一次下降时，注射 TPO 开始无效，我在治疗中感到越来越失望。

自从脾切除后，我的血小板计数一直起伏不定。正常的时候，数值可以达到 100×10^9/L 以上，一旦出现问题，就会突然降至个位数，连几十的数值都达不到。现在，就算使用 TPO，也没办法维持血小板计数的稳定。听说美罗华很有效，治愈率可以达到 60%，但考虑到价格昂贵，且易激发其他潜在疾病，所以不到万不得已，我还是不考虑使用。

【周泽平点评】 美罗华作为二线治疗中疗效相对明确，副作用相对可控，个人建议应该作为目前情况下的治疗选择。

使用长春新碱、配合环孢素 1 个疗程后，我的情况开始稳定下来。最近的几次感冒，也都没有引起血小板计数下降。只是长春新碱虽然花费较低，但是副作用很大，除了手脚发麻以外，还伴随脱发。环孢素也是一样，服药的第一个月，我的全身都会痛。即使这样，我也硬生生地扛下来了，现在再回想起来，也还是会佩服自己。

现在，我的病情虽然暂时稳定，但身体的免疫力始终很低，每天都像在感冒一样。何去何从，我迷茫了。

【周泽平点评】 此例患者如能排除先天性或遗传性血小板减

少，即属于真正的难治性ITP。患者多描述了血小板变化情况，对出血情况没有做出明确的描述，而这是决定治疗策略比较重要的因素。对于后续治疗的选择，难治性ITP没有较好的基于循证医学证据的推荐。但美罗华以及TPO或TPO受体激动剂应该作为二线治疗的首先选择。如果没有明显的出血，血小板在20×10⁹/L左右的水平仍然是可以谨慎接受观察而不治疗的。对于难治性ITP的免疫抑制剂的选择，可以优先考虑霉酚酸酯、硫唑嘌呤，而不是环孢素。

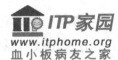

ITP，我的噩梦之源

◎作者/ 冷　风

◎整理/ 雨菲妈

我出生于 1985 年。1988 年，在我 3 岁的时候，父母在我身上发现了很多红点。村里的医生以为是过敏，治疗 1 个月，不见任何效果后，又怀疑是血小板减少。当时父母并不了解这种病的严重性，也就没有继续治疗。

6 月份，小伙伴们玩的时候，我被硬物打到脸部，一下子就变得青紫。父母被吓到，立刻带我去省会医院检查。这时，我才被诊断为 ITP。询问我父母的时候，医生怀疑我的病是之前得百日咳时，使用氯霉素治疗后引起的过敏症导致的。直到现在，我依然不能确定，病因是否真的如医生所说。

【周虎点评】　ITP 到目前为止，病因也没有十分明确，儿童 ITP 如果治疗效果不好，应该筛查是否有遗传因素存在。

在省中医院激素治疗 2 个多月后，一位实习医生告诉我父母，ITP 是慢性病，不是一时就能治得好的。这位实习医生也是来自农村，了解我们的家庭情况，他建议我们回家慢慢调养，因为儿童 ITP 患者是有可能随着年龄增长而自己康复的。听了他的建议，父母决定带我回家，当时我的血小板计数是 $87×10^9/L$。

回家后我就时常流鼻血，有时即使只是打了一个喷嚏，鼻血也会跟着流出来，鼻孔被堵住的时候，血就一直流到喉咙里，难受时只能从嘴里吐出来。那时候尝试过中药调理，但始终没有效果。就这样，我每年都要住几次院，不断地输红细胞和血小板。

7 岁以后，我的症状开始慢慢消失。直到 13 岁的月经初潮，我的月经量大且持续时间长，差不多每次都要十一二天才能结束，有时甚至还需要服用止血药。后来又一次，我因为失血过多而住院时，才得知是 ITP 又复发了。

入院时，我的血小板计数是 $14×10^9/L$。由于失血过多引起休克，医生当时为我下了病危通知书。医生跟家属谈话时我悄悄跟过去，为了给自己壮胆，我还一脚踹开了医生办公室的门，大声问："我要死了么？"其实我的心里真的很害怕，我才 13 岁，还什么都没有经历过，不想这么年轻就死去。

住院 20 天，激素治疗始终无效，血小板计数只有 $24×10^9/L$，我只能出院。

2000 年，我 15 岁。由于奶奶去世，我的心情一直不好。之后因为黄体破裂，又入院做了切除一侧卵巢的手术。手术时血小板计数只有 $40×10^9/L$，出院用中药调理 1 年后，血小板恢复至 $113×10^9/L$。

【周虎点评】 幼年患病，青春期女生月经过多导致大出血，甚至休克的病例很多，升血小板是一个方面，一定要求助于妇科医生和血液科医生针对月经期大出血合理地制订治疗策略，包括人工控制月经周期、宫腔内放置左炔诺孕酮宫内缓释系统，从而避免月经过多导致的大出血。

2006 年，我 21 岁，已经参加工作。外地打工时因为和男朋友分手而心情抑郁，再次因黄体破裂入院，当时的血小板计数降到了 $13×10^9/L$，医生又下了两次病危通知书。当时我在外地，父母都不在身边，只能一个人硬撑。直到现在，我也不愿再去回想当时的心情。

2007 年，辞职回家后，我开始了 1 年的中药治疗。期间血小板计数一直在（$30~50$）$×10^9/L$ 之间徘徊。另外，自从月经初潮时开始，这 11 年来，我的月经一直都是持续十一二天，有时候 1 个月甚至会来两次，所以一直处于严重贫血的状态。

2008 年，我认识了一个男孩，他一直陪在我身边给我鼓励，我很感动，也有了恋爱的勇气。

同年 3 月，我到了解放军某医院再次接受治疗。刚住院时，血小板计数只有 $17×10^9/L$，用泼尼松治疗了 2 个月，但是始终没有效果。泼尼松的副作用很大，我变成了水牛背、满月脸，脸上还长出了胡子，那段时间我一直不敢照镜子，害怕看到自己的样子后，就会丧失生存的希望。之后又用过环孢素、升血小板胶囊等均不见效果，无奈只能出院。出院后开始服用中药。用药 1 周后血小板计数升至 $70×10^9/L$，就一直吃中药到现在。

【周虎点评】 原则上激素无效，需要快速减停，一般不超过 12 周，环孢素的应用作为二线用药，原则上一旦选择，最少坚持口服 6~9 个月，才能判断疗效。对于中药连续服用 10 年不知道是基于什么考虑，如果中药无效，其实长期服用中药会导致肝损伤等副作用，倒不如去选择切脾治疗，毕竟切脾有近 70% 可以治愈。

之后因为严重贫血，我又进过好几次医院，但是我的病始终无法根治，只能输完血就出院，血小板计数也一直在（$13~50$）$×$

10^9/L 之间徘徊。期间用过长春新碱，用药 2 天后血小板计数曾升至 $127×10^9$/L，但 3 天之后就又降到 $22×10^9$/L，效果很不稳定。

【周虎点评】 长春新碱 2 天后不会起效，初始起效时间 7~14 天，达峰时间 7~42 天。

另外，因为这是化疗药，我的头发几乎掉光。幸好当时有男朋友一直陪在我身边，否则我真的不能想象自己是否还能坚持下去。

2010 年，我结婚了，却一直也不敢生孩子。直到有一次，无意中进入到了 ITP 家园这个大家庭，我才开始看到希望。看到病友们都那么坚强乐观，我的心情也好了很多。现在我已经停中药 1 周多，我也决定等到经济条件允许了就怀宝宝。

患病后，我们的变化也只在于经历比一般人更坎坷一些。只要能挺过这些，一切都会好起来的。

【周虎点评】 作为一个有 30 年病史的慢性 ITP 患者，除了简单记录血小板低导致贫血、月经过多等就医经历，对于 ITP 本身的治疗并没有过多描述，其实作者目前也可以有更多的选择，包括美罗华、艾曲波帕、切脾等都没有去尝试治疗。

【杨仁池点评】 此文作者从 3 岁开始就发生血小板减少。根据自述，30 年来绝大多数时间血小板数都低于正常值，偶尔血小板数升至正常，持续时间也很短暂。因此，虽然作者已经 30 多岁，仍然要进行基因突变等检查以便除外遗传性血小板减少症的可能。如果 ITP 诊断明确，鉴于作者家庭经济条件有限且平时出血比较严重，治疗方案应该首先选择脾切除术。尽管现在已经有很多药物选择，脾切除术仍然是慢性 ITP 患者治愈率最高、疗效持续最久的治疗方案。如果疗效理想，满足作者当母亲的愿望是完全可能的。

弟弟治疗 ITP 的这三年

◎作者/ 成姐姐

◎整理/ 郡瑶爸

2015 年 7 月 3 日，是弟弟发病的日子。

当时，弟弟连续两天发烧不退。到医院检查后，发现血小板计数极低，只有 $7×10^9/L$。

2015 年 9 月 21 日，是我加入 ITP 家园的日子，也是改写我弟弟就医路的重要日子。很庆幸自己当时能够加入这个组织，才及时停止了弟弟的过度治疗，并开始淡定、从容面对弟弟的病情。

【周虎点评】 很多儿童发病都会有一个感染的病史，可能是细菌或病毒诱发了体内 B 细胞分泌抗血小板抗体，也有可能是感染导致的体内 Th1/Th2 细胞（辅助性 T 细胞 1/辅助性 T 细胞 2）比例失衡，不过一般这个感染病史通常发生在血小板减少前 2 周左右。

回顾过去，整个治病的过程就是一部难忘的血泪史。

过山车般的血小板计数

2015 年 7 月 3 日晚上，弟弟开始发烧。在当地医院检查时，发现弟弟的血小板计数只有 $7×10^9/L$。我们连夜将弟弟送往市儿童医院，并连夜做了各项检查。医生怀疑弟弟患的是登革热，所以我们不得不又转往市人民医院。

【周虎点评】 登革热是伊蚊传播的急性虫媒传染病，临床通常有高热、头痛、肌肉骨关节酸痛，部分患者可以出现白细胞减少、血小板减少、皮疹、出血等临床表现，主要分布在我国广东、香港和澳门地区，多发生在夏季。作者弟弟夏季发病，发热、血小板减少，当地医院在疾病没有确诊的情况下，考虑和建议都没有问题。

住院的第二天，血小板计数降到 $1×10^9/L$，弟弟被转入了 PICU（儿科重症监护病房）。

主治医生把我叫到她的办公室，安抚好我的情绪后，才向我下达了病危通知书。那一刻，我愣住了。我怕，是真的很怕。毕竟，在我们的观念里，ICU 是接收生命垂危患者、让人胆战心惊的地方。

【周虎点评】 在高热不退、血小板 $1×10^9/L$，同时疾病没有确诊的情况下，医生下达病危通知书，说明疾病的确危重，特别血小板减少合并高热、颅内出血的风险增加。

当天晚上，我便将所有可以献血的亲属都召集到了医院。我们轮流守着弟弟，除了伺候他大小便以外，还要时刻盯着他的监测仪器和输液瓶，生怕发生意外。

1 周后，在丙种球蛋白、激素和单采血小板的作用下，弟弟的血小板计数升到了 $300×10^9$/L 左右。我们带着药，开开心心地办理了出院手续。

可是好景不长，1 周后复查时，弟弟的血小板计数又跌到了 $8×10^9$/L。接到妈妈的电话后，我立刻联系省医院，申请床位，并于当天再次将弟弟转入 PICU。

省医院的 PICU 是全封闭的，家属只能在每周开放日的时候进行短短几分钟的探视。其他的时间里，弟弟都只有自己一个人。他只有 13 岁，所以家人难免会担心，一是怕护士照顾不到细节，二是怕病情的变化不能及时被发现。

期间，医院又一次下达了病危通知。妈妈的精神已不堪重负，只能签下授权书，由我代为处理接下来的所有事宜。

10 天后，弟弟的血小板计数又升到 $100×10^9$/L 左右，再次带药出院。出院后，我们每天都要为他检测血常规，可血小板计数却始终以（$10～20$）$×10^9$/L 的速度持续下降。家人心急如焚，却也想不出任何办法。

我们开始怀疑主治医生的治疗方案。后经多方打听，我们找到了另一家治疗血液病更加专业的医院。在住院的近 1 个月时间里，用尽各种方法，弟弟的血小板计数依然是不升反降。现在回想起来，也许当时的治疗方案并没有问题，只是不适合弟弟的病情而已。

就这样，在药物干预的两三个月里，弟弟的血小板计数不停地升升降降，简直就是过山车般，带着我们的心起起落落。

【周虎点评】　儿童或者青少年 ITP 通常会有细菌或者病毒感染的诱因，在发病期间会产生高效价的抗血小板膜表面的抗体，导致血小板急剧下降。但是儿童 ITP 导致致命性的颅内出血概率极低，只要没有出血倾向，过度紧张没有必要。

弟弟生病带来的影响

我的父母平时生活在乡下，没有经历过这样大的变故，而我又比弟弟年长整整一轮，觉得自己应该在这个时候承担起照顾家人的责任，所以，我毅然辞去了当时的工作，开始带着弟弟四处求医问药。

我们几乎每天都奔走于各大医院，弟弟的化验结果也一直牵动着全家人的心。血小板计数上升了，全家人就如同打了胜仗一般喜不自禁；血小板计数下降了，家人便开始脑补各种可怕的画面，整天活在担惊受怕中。

看着弟弟几乎隔天就被扎针化验，身为姐姐的我特别心疼。想到他还这么小，就要经历这样的痛苦，我就会一不小心流下眼泪。

当然，除了心理上的煎熬，弟弟的病还给我家带来了沉重的经济负担。在弟弟生病的前两三个月，因为对疾病的无知，我们四处乱投医，花光了父母仅有的二三十万积蓄，还不得不向亲戚借了好几万。对于我们这样的家庭，这些都是难以承受的。

【周虎点评】 ITP虽然是良性疾病，但是反复输注丙种球蛋白和血制品花费不菲，严格把握适应证，及时准确的用药，同时控制患者风险/受益比考量着每一个医生的智慧；但是在血小板极低的时候，为了患者的安全，给予丙种球蛋白输注也是一线治疗的选择之一。

弟弟的内心独白

一个月黑风高的晚上，当时我在急诊室里，盯着输液瓶。护士姐姐一路小跑着送来了我的血常规报告，皱着眉头向旁边的舅舅解释着 ITP 是什么样的病。我那时才 13 岁，一脸茫然地看着上面的数值。隐隐约约好像听到了"血小板计数只有 $7×10^9/L$"，"病情很严重，很容易发生体内出血……"这些词，虽然我看不懂化验报告上的数值，但也明白了自己病情的严重，情绪有些低。但是一想到，第二天不用参加学校考试，心情居然又好到爆炸。

然后，我就理所当然地住院了。姐姐接到消息连夜赶了过来，舅舅也立刻去买了住院用品。看到家人因为自己生病变得这样紧张，我的眼泪瞬间就流了出来，搞得姐姐还以为是我因为生病而吓哭了。

随之而来的是一大波治疗了。使用了丙种球蛋白+激素+单采血小板后，血小板计数还是极不稳定，忽高忽低，我的情绪因此变得烦躁起来。

接下来，我就住进了隔离区。家人隔几天才能进来探视一次，每次也只能停留短短的几分钟，这是我人生中最无聊的一段时间。但是最可怕的，还是吃激素导致的容貌变化，我就这样没了颜值。不过幸好，那时我对外貌并不在意，所以就算脸部变肿，也并没有觉得有多伤心。甚至在照镜子时，我还会乐观地对着镜子里的自己问候一句："您，真丑！"

经过一系列的西药医疗，我的血小板计数还是没能稳定下来，于是我们开始尝试中药调理。虽然中药又苦又难闻，但为了不让家人担心，我还是坚持服用，就这样调理了两年。好在，从我发病到现在，还没有出现过出血症状。

现在，我一边上学一边继续治疗，尽量让自己保持正常人的心态。因为我知道，得了这种病，着急也没用。

【周虎点评】 作为医生，每天面对无数患者，脑子里除了诊断，就是如何采取最合适的治疗方案，很少能停下匆匆的脚步，去倾听他（她）的心声，哪怕是一个孩子，也有自己的思想，医生再忙也要慢一点，抽出一些时间去听听他们的心声，也许医生的一个眼神、一句话、一个轻轻的动作，都可以给患者莫大的鼓励。

切 脾 与 否

西医的治疗方案，基本上都是先考虑应用激素、丙种球蛋白、特比澳或者输注血小板。如果效果不理想的话，下一步考虑的，就是使用美罗华、罗米司亭，或者进行脾栓塞、切脾手术。

在弟弟第一次住院 20 多天、血小板计数不升反降的时候，医生就建议我们考虑切脾。之后，弟弟因发烧、肺部感染再次住院时，医生又一次建议切脾。

但是经过反复讨论，并咨询过相熟医生的意见后，我们还是决定暂不考虑切脾，继续以常规药物治疗为主。

【周虎点评】 请记住：切脾措施不能操之过急，原则上也要最少半年以上才考虑，现在二线用药的选择越来越多，切脾也越来越往后放，儿童还有自愈的机会，所以对刚刚患病的孩子切脾应很谨慎。儿童急性发病，可以考虑激素一线应用，原则上不超过 6~12 周，同时拉长丙种球蛋白的输注间隔，如果病情反复，美罗华也是可以选择的，激素联合美罗华治疗成人新诊断 ITP，

5 年完全缓解（CR）率在 58%，但是一定也要注意长期应用激素以及美罗华导致的严重感染等并发症。

弟弟在生病的 3 年里，血小板计数虽然一直在（5～20）×10^9/L 之间徘徊，但从来没有过明显的出血症状。身体各项指标虽不理想，但整体看来比较正常，除了服用激素治疗期间以外，大部分时间都不像个病人。

2018 年 9 月 21 日，我们为弟弟重新做了全面评估（包括骨穿活检、全套免疫、荧光原位杂交检查、血小板生成素水平测定等），最终诊断结果排除了骨髓增生异常综合征、再生障碍性贫血的可能，依旧被确诊为 ITP。今后，我们还将继续寻求合适的治疗方案，暂时不考虑切脾手术。

【周虎点评】 作者的弟弟 3 年的病史，已经成了一个慢性 ITP 患者，对于慢性 ITP 患者，治疗的目的并不是提升血小板数，而是注意药物的毒副作用、患者的出血倾向及其生活质量之间的平衡。定期全面评价病情变化也是必要的，对于一些治疗效果不佳的患者，的确存在疾病演变的可能，如出血、结缔组织病、淋巴细胞增生性疾病、骨髓增生异常综合征和再生障碍性贫血的可能。

写在后面

感恩上天，让我发现并加入了 ITP 家园。

在这里，我开始慢慢学习病理知识。遇到问题的时候，我也会先在群里咨询，综合资深病友或家属的意见后再作决定。慢慢地我开始对 ITP、对弟弟的病情，都有了更深入的了解，也能够更淡定地面对各种问题了。

　　在弟弟病情稳定的时候，我更偏向于进行中西医结合或者纯中医调理治疗。

　　还记得有一次，在我刚好在回老家的时候，弟弟因肺部感染、发烧又住进了医院。主治医生认为中药是没用的，必须靠西药，所以停掉了弟弟正在服用的中药。在我从老家赶回来的第二天，得知弟弟肺部感染已清，无其他不良症状，但血小板计数只有 $4×10^9/L$。于是我拒绝了西医化疗或切脾的治疗方案，要求转到中医科，进行中西医结合治疗。

　　那些日子，我既要关注弟弟的病情、联系捐献血小板的朋友，还要假装淡定、安抚母亲的情绪，一切都是那么的不堪回首。幸好，有 ITP 家园的家人们一直陪伴、支持。往后的日子，我愿能跟随家人们的脚步，为更多的病友提供更贴心的服务。

　　【周虎点评】 3 年的时间对于普通人，也许转瞬即逝，可是对于病患家属，在患病的日子里，也许真的度日如年，这个故事也告诉我们，心态的调整，合理的治疗的重要性，同时也是我们反复强调的，重视症状和体征，不要过分关注血小板数值。预祝小朋友早日康复。

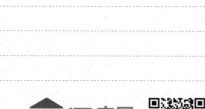

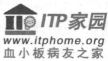

www.itphome.org
血小板病友之家

ITP 乙肝小三阳的心酸史！一起加油！

◎整理/ 阿 冉

作为一个生病两年多的 ITP 患者，我想跟大家分享一下自己的经历！

2015 年 6 月 26 日，因为例假量过多，且四肢上均出现了淤青，所以我到医院检查了血常规。当时我的血小板计数只有 7×10^9/L，其他指标正常。随后在住院做骨髓穿刺检查时，发现同时还携带乙肝小三阳病毒！这对于一个 25 岁刚结婚一个半月的女人来说，简直是一个晴天霹雳！

血液科主任给的首选治疗方案就是使用激素、血小板和特比澳，并让家属献血小板，否则就要排队等待血库分配血小板，但不确定什么时候能等到。由于家人当时对献血的常识一无所知，所以并没有参加献血。

幸运的是，住院的第二天，我就用上了血库送来的血小板，配合每天 10mg 的地塞米松加一针特比澳开始治疗。四五天后，检查结果出来了，我被确诊为原发性 ITP。但医生说这并不是什么大病，没事！

1 周后，我的血小板计数恢复到 $168×10^9/L$，便出院，每天口服地塞米松 9 片，随后慢慢减量。3 个多月之后，激素已全部减完，血小板计数也一直保持正常，最高曾达到 $300×10^9/L$。但是在口服激素的期间，我胖了 30 斤，整整 30 斤啊，整个人都变形了！

【周虎点评】 原则上没有致命性的出血，不主张 ITP 患者输注血小板。对口服激素，也多主张口服半衰期中短效的泼尼松或者甲泼尼龙片（美卓乐）。

停用激素 1 个月后，我瘦了 10 斤，心情也开始好转起来。奈何好景不长，2 个月后我又在腿上发现了出血点，那时候刚好赶上生理期，我就去县医院查了血常规，结果很无情，血小板计数只有 $5×10^9/L$！

完了，个位数了……当时我就被吓哭了。虽然医生嘱咐过，要避免感染、发烧、感冒、拉肚子一类的情况，一旦出现这些症状，我的病就容易复发。可我真的没想到，竟然会这么快……

于是在 2016 年 1 月，我再次住院，开始了新一轮的治疗！

跟以前一样，还是使用激素、特比澳配合输注血小板。但比较特别的是，这次我全程都住在走廊，只能睡在一张很窄的陪护床上。就这样坚持了 6 天，我的血小板升到了 $108×10^9/L$。出院后，也是和前一次一样口服激素，3 个多月激素减完。可是在停药 1 个月的时候，我的病就又复发了……

2016 年 5 月 11 日，刚过完结婚一周年纪念日，我就第三次住进了同一家医院的血液科。医生表示既然激素有效，就最好能够持续使用；再加上我本身带有乙肝小三阳病毒，不能使用其他药物，所以这次依旧重复前两次的治疗方法。

这次治疗的效果并不好，治疗了 8 天，血小板计数才升至 $86×10^9/L$。我认为是激素药物服用过多，开始出现耐药倾向，于是，我要求出院了。

回家后，我继续口服激素，但效果也不是很好，血小板计数最高也只有 $130×10^9/L$ 左右。而且，只要减药，血小板计数就会下降。口服 3 片地塞米松的时候，血小板计数最高为（50~60）× $10^9/L$，减到 2 片血小板计数就降到了低谷，看到这种情况，医生也不敢让我减得太快了。

这次从出院到 2017 年 3 月，过了 10 个多月，我还在继续服用激素。激素的副作用很大，我的全身都痛，身材也严重变形，脸上和身上都长满了汗毛，看上去像只猴子！此外，还有满脸的痘痘、痤疮、闭口性粉刺……所有的副作用几乎都在我身上出现了！

绝望之下，我想到了切脾！但又实在下不了决心！

【周虎点评】 作者不到两年的时间内，由于血小板计数反复下降，导致激素（地塞米松）长期服用，从而出现了长期应用激素的诸多不良反应，作者对于激素反应良好，但是停药后反复发作，这时及时调整治疗策略是最佳选择。

【杨仁池点评】 地塞米松是长效糖皮质激素，只宜短程冲击治疗，不能用于长期维持治疗。此文作者的使用方法是完全错误的。

因为刚结婚就生病，我们不得不将生孩子的计划延后。

一个偶然的机会，我在一个帖子里，看到了 ITP 家园的病友群。在病友群里，我认识了很多病友，知道了 ITP 应该"重症状、轻板值"和不要过度治疗等一系列的知识。得知家园近期将在河南省举行医患交流活动的消息后，血小板计数只有个位数的我毅然决定参加！

这次的活动使我受益良多。虽然之前一直不敢下决心，但是我真的吃药吃怕了，也想生孩子，所以现在我想尽快停药！

经过家园里病友的推荐，我去找了河南省的一位专家。专家提到美罗华相当于药物切脾，所以建议我先尝试服用美罗华。不过，因为我是乙肝小三阳携带者，体内的肝炎病毒已经被之前的激素治疗激发了一点，所以我需要先抗病毒，才可以用美罗华。

2017年3月底，我又一次住院，医生开始给我使用丙种球蛋白、激素冲击、美罗华的联合治疗方法。无奈效果并不是很好，丙种球蛋白使用5天后，血小板计数曾一度升至$80×10^9$/L左右，但随后就又回到个位数；大剂量激素也让血小板计数升高到了$72×10^9$/L，然而也是马上就回到个位数；最后开始使用美罗华，每周注射一次。因为我的血小板太低，用美罗华期间还加了重组人白介素-11，可惜都无效，而且我每天下午都发低烧，随后又用了7针特比澳，血小板值最高也就达到$15×10^9$/L，基本无效。

最后一针美罗华结束后，我出院回家继续观察。

【周虎点评】　在作者有乙肝小三阳的情况下，应用美罗华之前最少要进行正规的抗病毒治疗2周以上，并且应用美罗华后也要继续口服抗乙肝病毒药物最少半年，防止肝炎病毒激活。作者在血小板个位数、低剂量激素效果不好的情况下，应用美罗华联合大剂量地塞米松冲击疗法，可以使2年内患病的60%女性患者获得治愈，基于这个理论，医生的选择是没有问题的，患者对于特比澳、白介素-11、激素、丙种球蛋白等的短期反应都不是很理想，也是令医生纠结的问题，而美罗华的起效比较慢，一般中位起效时间5.5周，让人感觉远水解不了近渴。

得病的两年改变了我的人生。我从一个120斤的漂亮女人，变成了一个 165 斤的胖子！

现在，我害怕看见自己，不敢照镜子、不敢自拍，就算走在街上，也没有一个朋友和同学能认出我。我的脾气也变得很暴躁，整天看什么都不顺眼。

本以为这已经是我人生的最低谷了，但幸好我还有爱我的丈夫和家人。可就在这时，在没有任何精神准备的情况下，丈夫提出离婚，并立刻离开了我们的家，还带走了家中仅有的 4 万元存款！

我不敢相信这个事实。我一直以为他很爱我，觉得即使是我生病了，也还有他对我不离不弃，起码老天对我还不算太坏。老天的这个玩笑开得有点太大了！

那时，美罗华还没有起效，我觉得整个世界都崩塌了。我身上从头到脚布满了密密麻麻的出血点，整条腿都是充血的状态，根本不能走路，每天只能躺在床上。再加上牙龈也开始出血不止，所以我每天都是哭哭哭，除了哭我不知道自己还能干什么。那段时间里，只有群里病友们耐心的安慰，才能让我冰凉的心得到一些温暖。

思量许久后，我还是决定尝试切脾手术，这是最后一条路了！可是医生却告诉我，由于距离美罗华停药的时间太短，切脾后容易引起感染，所以不能切脾。

这时，ITP 家园的几位有经验的老病友和管理员建议我服用艾曲波帕。虽然艾曲波帕的价格昂贵，但是想着既然活着就必须去努力治疗，我还是决定尝试服用艾曲波帕。就算别人抛弃了我，可我不能抛弃自己！为了我的父母，我的家人，更是为了我自己！

7 个月后，我赌赢了！艾曲波帕有效了！我的血小板恢复正常了！

【周虎点评】 在美罗华没有起效的时间，艾曲波帕作为一种小分子多肽，一种血小板生成素受体激动剂，短期可以升高血小板，不失为一种不错的桥接治疗，艾曲波帕不是7个月才起效，不能忽略美罗华的长期作用，所以作者血小板正常的情况应该是多因素作用的结果。

是ITP家园拯救了我！真心地感谢ITP家园里每一位志愿者和我的主治医生，没有你们的付出，就没有现在的我！

写这么多，除了分享治疗经历之外，也是想告诉大家：

别灰心，总会等到柳暗花明的一天的！大家一起加油，风雨过后总会有彩虹！

【周虎点评】 这个故事，患者精神的家园是ITP家园，我想最终的痊愈还是在美罗华联合大剂量地塞米松，同时艾曲波帕起到了一个桥接的作用。无论如何，还是为小秋高兴，又变成一个开朗漂亮的姑娘，一个我想她的主治医生都不认识的漂亮姑娘，这也是医生无论多么困难也要坚守的理由和动力。

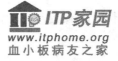

我和我的老友 ITP

◎作者/ 念　康
◎整理/ 雨菲妈

引　子

　　记得有一天上午，我坐在房门口的马扎上观雨，大雨，眼前是被雨滴砸得东倒西歪的桑树叶，泥水地上是被打掉的散乱的已经稀烂的桑葚，突然就哭得不能自已，躺在地上手脚抽筋，哭声引来母亲，将我抱在怀里。那时化验血常规血小板计数持续个位数，那时想，我的工作我的爱情我的健康，一切都没有了，一切也不会再好起来，为什么不让我直接死了呢。

　　又有一天夜里，咳醒了，发现满嘴血，用手一摸，已经顺着脖颈流到枕头上，故作镇定地慢慢坐起来，母亲也醒了。"妈，桌子上的袋子里，把那个肾上腺素拿两瓶，掰开，棉球浸上赶快给我"，抬头才看到母亲已经傻在那里，再叫一声，她才反应过来，然而动作已经不听使唤，颤抖着却僵硬的双手怎么都拿不出来那一盒小药瓶，最后焦急地把他们都掉落地上了。去医院化验血常规，血小板计数依然持续个位数，那时候仅仅是个牙龈出血都能像决堤一样往外涌，其他更厉害的也都没让我死，那就是我还有使命没有完成，只是苦了一直照顾我的母亲。

小学的回忆：突然得了 ITP

时隔这么久，这样的记忆依然是那么清晰。

是的，从 8 岁那年，小学二年级的清明节，母亲发现我腿上密密麻麻的小红点开始，ITP 就正式进入我的人生，我和我的母亲就开始了与 ITP 旷日持久的战争。彼时我还没有想去认识它，在儿科住了一段时间，出院带着每天 12 片泼尼松开开心心回家了。很傻，吃了一段时间直接停掉，也没有什么发生，虽然住院了，但那不就是重感冒一样过去了。

三年级的春天，腿上的小红点再次出现，依然很轻松地去了医院，消散后带着泼尼松出院。同样是吃了两周后停掉，但，那不就像过敏，一到春天就对花粉过敏一样就过去了。

【周泽平点评】 对于儿童 ITP 的激素治疗，疗程应该尽量控制在 2 周左右减停，以减少激素带来的副作用。虽然患者是自作主张停药，但正好避免了激素引起的副作用。

然而四年级开始穿单衣的时候，小红点再次过来探望，母亲开始担忧。这次去了血液科，治疗依然是泼尼松，不过后来慢慢减停，可是，我们已经对春天有了阴影。

当五年级春天，小红点依然准时赴约时，母亲虽然依旧带着我住进了血液科，但已同时找了多个医生"看病"。那一年，除了泼尼松，还用了丙种球蛋白，还吃了好长时间氨肽素和血美安，泼尼松减停后，一直吃它俩到六年级春天，老天保佑，六年级终于安然度过了。

那时候医生说，5年不复发就完全好了。

高中，用了5年的时间

初一很好，开心的记下，两年了。初二的3月、4月、5月很快过去了，我心情放松，大姨妈（女性生理期）初次造访。6月份，ITP复发，感觉无望。

还是血液科，这次泼尼松已经开始维持不住血小板，增加冲击治疗的时间，持续竟有近1个月，体重从90多斤飞涨到140多斤，双腿很快出现深紫色激素纹（太多太大了，至今也不敢穿膝盖以上的裙子，说带给了我很深的自卑也不为过），并出现血尿，暗黑色的血尿，现在想起来，依然只有害怕。丙种球蛋白也并没有坚持住血小板，后请了上级医院会诊，用了长春新碱。

【周泽平点评】 单纯血小板减少引起的血尿一般应该是洗肉水样的红色。如果是暗黑色的血尿，应考虑血红蛋白尿，也就是溶血的可能。应该完善抗人球蛋白试验以及溶血相关的检查。

彼时的母亲，已经开始"乱投医"，听病友介绍的老中医，因人家不出诊，她一个人带着我的各种资料跑过去拿了1周的药。那时禽流感肆虐，到处严查，母亲本身又是晕车体质又不辨方向，每次外出拿药的艰辛自不必说，也是从那时觉得自己是母亲的拖累，是这个家的拖累。结果药拿来了却不敢给我吃，又找了熟识的中医大夫诊察了药方药材，确保安全才吃上了。然而，吃了1周后血小板计数没有什么变化，但是精神好了些，整天排气较多，我们主观认为，那是极度虚弱的身体在向好的方向发展，于是继续去拿了中药，同时在血小板计数 $9×10^9$/L 的时候出了院。

出院后带着 3 种药：长春新碱、泼尼松和中药。长春新碱继续打完疗程，泼尼松大概 1 年减停，中药最久，坚持了两年，血小板计数 $90×10^9$/L。

【周泽平点评】 无论如何，激素疗程 1 年都是不合适的。激素无效或者依赖，都是快速减停激素的指征。在此例中，激素相关的副作用对患者的生理和心理产生的影响就是明显的证据。

休了两年学，终于回到学校了，我已经成了超级安静的姑娘，每天就是听课写作业或者看着门外窗外，几乎不主动与人交流。记得一次体育课，要跑 800 米，跟老师说身体不好不能跑时，老师坚持说没事，非让跑，说跑一节课也不嫌我跑得慢。那是一个代课老师，平常都不跑的。我站在那里，周围都是看着我的同学，不安、为难、羞愧，哇地就哭了，边跑边哭，跑到了教室里，趴在座位上哭。从那以后，我更不愿意说话和交流了，满身的激素纹、比同学都大的年纪、休学生、病孩子，感觉每一个都让我很敏感。

但是时间不管你的，依然不急不缓地往前走，我们也数着，一年、两年……，到高三，好了快 5 年了吧。因为怕学业重，母亲搬到学校旁边给我做饭，一切看似平稳安宁，却时刻有一丝紧张在里面。

直到冬天的一天，喝粥时，一滴鲜红的液体突然滴到碗里，吓得不轻，虽然很快止住了，去化验血小板计数也仍旧正常，却放不下心。去看当年的老中医，他说不建议预防用药，注意不要劳累就行了，但这个病春天容易复发，应该多注意。老中医还说，在他那里看好的，5 年不复发以后就不会再复发了。为着这一点，妈妈很不放心，硬是又拿了 1 个月的中药。

高三顺顺利利过去，高考也进了算是理想的大学，而且是医学院，临床医学专业。

长期的劳累再次唤回了 ITP

新的世界、新的朋友、新的生活，我试着打开自己，却发现只是表面，内心仍是牢笼。每年春天，依然会根据老中医的药方吃上 1 个月中药，等待下一个真正的 5 年。然而我又低估了时间的力量，医学院的学习与生活让我越来越忘记自己曾经生过病，忘记悉心照顾自以为已经比较强健的身体。长期熬夜，工作压力增加，情感又突然受挫，最关键的是这些都没有很好的排解。ITP 在我即将毕业要成为一名医生时让我再次成了病人。

那天上午刚提交了毕业论文（2015 年 3 月），中午牙齿就开始出血，心里隐隐的不安，却也睡下了，醒来依旧在出血，并且在肚子上发现了揉出来的出血点，好像知道了什么的我磨蹭到四点，还是去了医院，血小板 $1 \times 10^9/L$，第一个念头是我想回家。因为怕母亲担心，先隐瞒着病情，由同学用轮椅推着我入了急诊，这次治疗便从申请单采血小板及地塞米松冲击中开始了。因为即将毕业工作，所以治疗特别积极，一心想着赶快好，然而每每此时总会事与愿违。

地塞米松 4 天的一轮冲击血小板只维持了两天，随即掉下来，接着第二轮 4 天冲击，依然是只维持了两天。冲击过程中浑身肌肉酸疼，体虚无力，一次在卫生间晕倒，一次在超市晕倒。同时进行的治疗还包括按需输注血小板和皮下注射巨和粒（注射用重组人白介素-11），然而，均效果甚微。第一阶段一线治疗方案激素冲击宣告失败，时间过去正好半个月。

【周泽平点评】 ITP 患者血小板的输注还是应该限于在出现危及生命出血的情况下。巨和粒在提高 ITP 患者血小板方面证据有限，不推荐使用。

接下来的 1 个月选择了特比澳联合美罗华。先是每日 1 次特比澳 15 000 单位皮下注射，期间因牙龈一直出血按需输注血小板，并开始中药治疗（还是读初二那年所用的老中医药方）。持续 2 周时，血小板计数为 $14×10^9/L$，继续用了 10 天特比澳，血小板计数为 $11×10^9/L$，医生判断属于特比澳无效，决定停用特比澳，启用美罗华。3 天后用美罗华 500mg 冲击治疗，同时输注免疫球蛋白 5g，之后 3 天复查血小板计数为 $31×10^9/L$。

因美罗华起效时间为 4~6 周，出院回家（文章开头在家的场景）等待效果。这次治疗期间检查有肝酶升高，肝功能受损，但已说不清楚是哪种药或者治疗导致的，只加用了保肝药。

出院后 3 天牙龈再次开始出血，复查血小板计数为 $1×10^9/L$，开启生扛的 1 个多月。

期间最难解决的就是如山崩般的月经，咨询了血液科及内分泌科的医生，决定顺其自然，暂不采用内分泌激素干预闭经。这期间尽量避免任何活动，避免感冒，平时静卧，饮食流质半流质，大小便床旁解决。等待了 1 个半月，化验血小板计数为 $2×10^9/L$，美罗华无效。

【周泽平点评】 月经过多应该界定为严重出血，此时合理的治疗还是应该通过妇科治疗减少月经量甚至停经，防止出现严重贫血。

进入这次复发治疗的第四个月。因身体状态实在太差，申请了待答辩，保证毕业。此时心态开始缓和，在治疗上更愿意主动参与。综合自己的情况，决定停掉中药，也不再进行西药的激进尝试。通过网上查询和老师介绍，同时考虑距离，选择了离我们医院很近的省中医，教授的治疗方案是先凉血，减轻出血症状，并让停了阿胶及其他大补的饮食。期间月经量大的问题也同样咨询了省中医的妇科医生，加用致康胶囊，效果比云南白药要好一些。1 个月过去，血小板计数为 $3×10^9/L$，但出血症状好转，因此继续新的中药治疗。

第五个月治疗，给我诊治的两个中医西医医生会诊了一下，新的治疗方案为中药继续用，同时加用新药艾曲波帕，托人从香港买了 1 个月疗程，开始参考亚洲人剂量服用，联合治疗后 2 周，复查血小板计数为 $18×10^9/L$，医生判断艾曲波帕有一点效果，但不理想，可以选择加量，也可以选择继续观察或加 2 片泼尼松。

人的欲望永远都是不满足的，之前想着不要求血小板计数有多高，只要没有出血症状就可以，现在出血控制住了，又想保住工作，因为读了一些文献，忌惮于艾曲波帕大剂量服用后可能引起的副作用，选择又加了两片泼尼松。

第六个月，考虑到病情总是反复不定，单位报到后还会有军训，即使这些都请假，工作的强度也受不了，最终决定跟单位人事处解约。这也是这次生病最大的直接损失，前期很积极激进的治疗绝大部分原因是想保住工作。我们常说人最重要的是清楚自己想要什么，特殊时期更是这样，但道理都懂，只是真正做到太难。

第七个月底，复查血小板计数为 $15×10^9/L$。考虑艾曲波帕效果不好，准备停药，但是担心出血问题，改为 25mg 隔天 1 次。同我的中医主治医生商量，泼尼松继续吃，同时添加花生衣红枣汁。

第八个月底，复查血小板计数为 $25×10^9/L$。开始停用艾曲波帕，打完最后一次免疫球蛋白，回老家休养。

【周泽平点评】 艾曲波帕可以 25mg/d 作为起始剂量，如无效，可每半个月增加 25mg，直至 75mg/d，仍无效可停药。但要保证空腹服药，避免与中药、其他任何药物以及食物同服。此例中，在无效的情况下，将艾曲波帕改为 25mg 隔日 1 次的用法是不对的。

充满了自信的人生如此美好

回老家的头半年，我认识了 ITP 家园，一头扎进去就出不来了，每天都是在家园看帖子、看病例，后来有幸成为家园的志愿者，与家园的病友们交流心得，也在病友的鼓励下画画、看书、锻炼，生活简单却充实。

经过 1 年的战斗，血小板计数已稳定在 $30×10^9/L$ 以上，终于可以开心地笑，轻松地跳，我和病友大君还一起爬了泰山，我平时也经常去外面活动了。

当我牵着风筝线在广场上小跑时，觉得人生从未如此美好。

感谢家园给我的疾病知识，给我的信心，我知道，志愿者看似在帮助别人，其实也是在帮助自己。是志愿者的工作给了我自信，让我觉得我还是有一点点用处的，继续生活还有那么一点点意义。

与疾病甚至一切苦难战斗的从来都不是肉体，而是不屈的信念。

血小板减少是免疫相关疾病，急性期减少出血风险的治疗很重要，但更重要的是对待疾病的心态，对待人生的心态，我之所以能恢复，大概就是因为我骨子里从没有放弃过希望，虽然偶尔也会崩溃。印象中很深刻的有一个门缝，那是住院期间，不能外出甚至不能活动的时期，病房门总是关不严，那个门缝是我通向外界的精神桥梁，我总是通过它看外面来来回回的身影，窸窸窣窣的对话。清晨，我能从那里看到太阳逐渐升起，傍晚，能从那里看到温暖的颜色倾泻到人们的脸庞，我想着自己是条困在鱼缸里的鱼，那是我游出去的通道，我渴望从门缝中走出去，那是我的希望，也是我的动力。

那之后，我逐渐调整状态，重新工作，也认识了现在的老公，血小板计数为 $100×10^9/L$ 以上。工作之余还参加了户外俱乐部，国庆假期刚从川藏高原回来。

现在是 2018 年 10 月，离最近一次复发已经又 3 年 7 个月，这是个很长的时间了，可是彼时的场景历历在目。

老公说，有一张照片他一直存着，那张照片上我满嘴血，眼睛因出血睁不开，那半张脸也因皮下出血肿胀青黄，看着着实吓人。但，那是一张"血盆大口"，那也是一张在如此困境中大笑的最美的脸庞，希望我们以后有什么艰难困苦都能共同面对。

我微笑，内心还是有一点澎湃，我知道 ITP 不是已经被消灭了，而是同我和平共存了，是我的老友了。未来可能某一天我又忘记了什么，打破了这个平衡，它还会再次给我脸色。但无论怎样，我希望自己能够有健康的心态去对抗未来的一切。

最后，我想感谢这些年陪我一起战斗的母亲，我的家人，ITP 家园的朋友们。我也想对现在正面对 ITP 的病友们说，每个人的经历都不一样，我不可能设身处地理解各自的难处，无权瞎指导。但正在经历的你们一定要有信心，你看，我不是走过来了，还有，那么多伙伴都走过来了。

【周泽平点评】 作者是一个被医学耽误的文学家，从文中感受到整个病程治疗过程中的艰辛。也为作者对待 ITP 的良好心态鼓掌。此例病程长，儿童起病，需要谨慎排除先天性或遗传性血小板减少的可能。从此病例中，我们并不清楚经过继续的随访观察，是否最终会诊断为其他疾病。如果确定是 ITP，一线治疗和二线的首选治疗疗效欠佳的情况下，如果再次复发，脾切除应该作为选择之一。

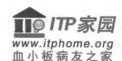

青春是一场跌跌撞撞的旅行，拥有后知后觉的美丽

◎作者／陌尕君

◎整理／雨菲妈

跟病魔拉拉扯扯 8 年的时间，一直徘徊在一个半明半暗的世界里。17 岁的自己第一次因为头晕心悸踏入医院的大门那一刻，从来没有想过，我坠入的是这样一个漫无边际的黑洞，一次次的绝望好像总能把人吞没。偶尔会看到一丝丝希望，转身就会破灭，然后又被打回原形，从头再来。甚至有时候觉得自己不得不像一个披荆斩棘的战士，去开启一轮轮命运的抗争和拉扯。经历了一次几乎崩溃瓦解的边缘，突然觉得应该也让自己静下心来，整理和思考这几年的治疗过程，坦然接受 ITP 已经成为我形影不离的伙伴。在这段漫长的青春岁月里，为了它我放弃很多东西，小时候的梦想，长大了的理想。可是最珍贵的是这些经历让我深刻认识了生活原本的样子，使我懂得了无论命运赋予你什么，你都要学着去接受它。有一句话我很喜欢：请享受你无法回避的痛

苦。是啊，既然如此，我们就跟 ITP 谈一谈吧。

从溶血性贫血到 ITP

从 2010 年 10 月份最初确诊的是溶血性贫血，生病之后大部分都是靠激素和中药治疗。期间使用过一次小剂量的美罗华，后来溶血得到了控制，血红蛋白一直正常，不过血小板计数一直有波动，从一开始确诊伊文思（Evans）综合征，到之后确诊为 ITP，两者的治疗大同小异，机制也几近相似。激素中药维持了一两年的时间。

【周虎点评】 自身免疫性溶血性贫血是自身产生抗红细胞抗体，导致红细胞的破坏从而出现溶血性贫血。同样道理，若出现针对自身血小板的特异性抗体，导致血小板破坏增加，则诊断为 ITP。自身免疫性溶血性贫血合并血小板减少称为 Evans 综合征。

2014 年年底，一直还算可以的血小板计数又掉到个位数，当时嘴里有一个血疱，医生建议静脉输一轮丙种球蛋白，心想反正也没有什么副作用，当时也不想再重新吃激素了，心想输完就可以回家了。可是无奈的是丙种球蛋白使用后效果并不好，血小板计数最高才到了 $20×10^9/L$，紧接着直接又降回到个位数。然后又打了 14 天特比澳，期间血小板计数升到 $50×10^9/L$，然后又降回了个位数，为了安全顶着经济压力又静脉输了一轮丙种球蛋白。医生当时也无奈了，毕竟丙种球蛋白无效的也是少数。

1 个月的时间里整个人经历了 3 次绝望。那段时间我的生活里就是在住院和去医院的路上，各种化验单，各种输液，各种治疗……像一只无头苍蝇扎进拥挤的人潮，去面对形形色色的生老病死，人生百态。

那时候还没有进入 ITP 家园的大家庭，总觉得血小板计数处于个位数不处理会有风险，医生的处理也确实没有问题，毕竟在医院医生就要规避可能出现的风险。这期间我输了好多次的血小板，后来才懂得血小板的珍贵，也明白了输注血小板对于 ITP 患者来说，输得多了会产生抗体，在没有严重出血的情况下，建议观察为主，把血小板留给真正需要帮助的人。

【周虎点评】 的确是这样，第一，ITP 患者由于自身抗血小板抗体的存在，输注血小板效果本身不理想；第二，如果连续输注 10 个治疗量的血小板，自身会产生更多抗血小板抗体，使得 70% 即使以前输注有效的患者也会无效。

出院后 1 周，血小板计数又到了个位数。于是用了美罗华，效果不错，血小板计数值正常了半年。但是这次美罗华，引起了肺部感染，让我第一次认识到药物副作用带来的影响。维持了半年多的时间，血小板计数又回到了个位数。当时面临两个选择，继续中药激素观察，或者第三次使用美罗华治疗。因为考虑美罗华是有效的，为了防止后期感染，医生给出的建议就是每个月配合使用两瓶丙种球蛋白预防感染。

【周虎点评】 美罗华应用导致的感染问题不能忽略，特别是合并糖尿病和老年患者，使用美罗华一定要慎重。

其实当时自己中药配合激素血小板计数已经升到了 10×10^9/L 左右，可当时还是选择了美罗华的方案。美罗华配合特比澳应用后我的血小板计数升得比较快，中间忽高忽低，最高的时候血小板超过 200×10^9/L，从来没有过的数字。后来我深刻体会到，血小板计数求稳不求高，并不是每一次血小板计数的升高都值得庆祝，它可能会让你走向下一个低谷。

"换血"之旅

2016 年过年的那段时间，是人生中一段难熬的黑暗，幸亏有家园里的战友们给我温暖。那时候我使用丙种球蛋白和特比澳已经都没效果了。感觉自己的身体已经被各种药刺激得承受不住了，天天腿疼难忍。最疼的时候持续了三四个月，不能正常走路，去医院检查也是坐着轮椅，伴随着牙龈不断的出血，那段时间每天晚上都不能好好地睡觉，每天只能睡两三个小时，就会疼醒。紧接着的考验让我更加心有余悸，连着 3 个月月经量大，第一个月口服止血药，还算安全度过。第二个月十几天经血止不住，只能打丙酸睾丸酮止血。经历了两个月的功能失调性子宫出血，贫血已经非常严重。两次月经之间只间隔 1 周，当时身体已经承受不住了，血红蛋白降到了 38g/L。自己坐都坐不起来，只能叫救护车到医院止血。

我称这次为"换血"之旅。感觉血都流没了，当时也没有立刻输血，最后实在扛不住了第一次输了全血，然后沉沉睡去。用了常规的止血药和雌孕激素，月经还算顺利止住了，血小板计数也奇迹般地涨到了 $110×10^9$/L，没有用什么针对血小板的治疗，血小板计数突然升起来，医生也很诧异，也无法解释具体原因。接着因为感冒血小板计数又降到了 $20×10^9$/L，经历了那么多起起伏伏也淡然了。

出院之后一切还算稳定，月经也比较正常，血小板计数一直在 $30×10^9$/L 左右。继续吃中药调理，并且口服康力龙（司坦唑醇片）来减少月经，最重要的是我终于把陪伴我长达 5 年的激素给停了。那段时间因为牙龈出血，几乎什么都不吃，瘦了二三十斤的我，感觉像变了一个人，每天坚持喝五红汤，坚持 6 点起床快走锻炼，从一开始只能走一两公里，到后来能走四五公里。腿也渐渐好了起来，每天能做点瑜伽的简单动作，让自己真正地静下心来。带着我们家园活宝群的孩子们一起去练字，看书，锻炼，日子过得也算简单充实。逐渐稳定，回归到日常忙碌的工作和生活中去了。

【周虎点评】 在血小板稳定的情况下，回归社会、回归生活本身就可以起到调节心情的作用。

跟 ITP 好好谈一谈

我相信每个人血小板计数很低的时候都很害怕，我经常在群里劝病友，说没有症状不要紧张。可我知道那种被黑暗笼罩的未知有多可怕。我也相信，只要坚持，每个人都可以走出来。ITP家园就像我在黑暗中前行的那一盏明灯，有一群人陪着我，哪怕路途再黑暗也不那么害怕了。那段时间最大的感悟就是，不要小瞧自身的恢复能力，给自己点时间，一定能好起来。多积累一些护理知识，调整自己的作息，适当的锻炼恢复自己身体的机能。跟 ITP 好好谈一谈，其实可以好好相处。

2017 年秋天，我和家园认识的病友念康、五月一起登上了济南千佛山看了日落，10 月份一起登上了泰山山顶，看了日出。当我爬到最困难的十八盘，回头看着那一级级台阶的时候，我仿佛看到了这些年自己一步步走的路。那些都是青春成长的痕迹。我们没有放弃，坚持下来了，日出很美。沿途的风景也很美。那个从来没有放弃的自己也会散发出一种正能量，它会让我更加自信阳光快乐。

生活还在继续，故事还没结束……

原本以为稳定下来的自己，积极投入到了工作生活之中。压力之下，饮食开始有些不规律，天冷之后开始偷懒不锻炼，一次暴饮暴食之后突如其来的胰腺炎，让我措手不及。血脂过高导致的胰腺炎，在半年之内反复了两次，突然警觉起来，这个年纪面对这个异于常人的血脂，开始又一轮的抗争。自己和医生沟通分析，这么多年的治疗，药物的影响或多或少会影响自身的内分泌系统。有了之前的经验，自己也学会了，想要战胜疾病，首先要认识它，然后面对它。我还学会了整理自己的病历，用表格的方式记录日期、血小板数值、用药和症状。

7 年抗战，这两年彻底停药之后血小板计数一直稳定在 80×10^9/L 左右。我不知道血脂这关多久可以克服，医生就给我 6 个字："管住嘴，迈开腿"。多年的经验告诉我，大多数的慢性病，自己才是最好的医生，在专业医生的指导之下，自己要多去学习，合理地调理身体。健康没有捷径，而是一场持之以恒的坚持，自律的生活。

感 恩 有 你

在一个阳光明媚的日子里，穿越喧嚣拥挤的人潮，走进一家安静的小店，顺手拿来几张明信片，寄给了一路上遇到的友人。手写的明信片，落款都写了同样的一句话：在一切最好的时光里，都闪烁着我们所有人的影子。

感谢那些闪着光出现在我生命里的人，因为你们，我体会到了爱的温暖和力量。这一路上有太多的辛酸眼泪，有太多的起起落落，有太多不堪回首的往事。失去过，痛苦过，挣扎过，歇斯底里地想过放弃，即使跌倒了也要咬着牙爬起来，拍拍身上的泥土，一次次在风雨中奔跑。天总会晴，太阳依旧升起，那些小树苗因为有爱的浇灌才会茁壮成长，那些美丽的向日葵也终将绽放最夺目的光彩，而我依旧在来时的路上等你……

【周虎点评】 积极的心态，健康的生活方式，专业医生的指导治疗，我想应该是每一个 ITP 患者应该拥有的。

【杨仁池点评】 关于诊断，如作者所说，既往诊断为伊文思综合征。此病的特点是可以在一段时间内仅表现溶血性贫血或者单纯血小板减少，也可以两种情况同时存在。作者是否仍然是 Evans 综合征，只是单纯表现为血小板减少呢？必须要看作者的体内是否仍然存在针对红细胞的自身抗体，这可以通过检查库姆斯（Coombs）试验来除外。关于治疗，建议停掉康力龙，改为达那唑 $300\sim400mg/d$。因为达那唑的男性化副作用比康力龙弱，并且达那唑本身就是治疗 ITP 的药物之一，在合适的剂量下可以长期服用。

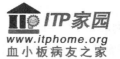

16 岁初发病女性 ITP，日记节选

◎作者／ 孟桐妃

4月1日 晴 流鼻血

今天是愚人节，老天选在这一天跟我开了天大的玩笑，我居然生病了！现在是晚上，我右手拿着笔写日记，左手按着鼻子上的油棉条不敢松开。下午学校拍初中毕业照的时候我突然晕了过去，接着又流鼻血不止，班里的两个脸盆都装满了红红的血水。妈妈被老师的电话叫来接我去了医院，我拿着一卷卫生纸捂着鼻子坐在妈妈单车的后座，妈妈一边使劲骑车，一边往后拍着我说别怕，到医院问问就好了。

第一次见到血常规的化验单，第一次认识了血小板，也第一次知道了血小板的正常值是（100~300）×10^9/L。而我，只有 4×10^9/L。

【周虎点评】 出血是 ITP 患者就诊的首要原因，同时也给患者及其家属造成极大的心理压力。而血小板计数低下伴有黏膜出

血症状也是颅内出血的相关因素。鼻出血原则上去耳鼻喉科由专科医生用油纱条压迫止血，也可用干毛巾包裹冰块局部冷敷，不主张用卫生纸填塞止血。

4月2日　清晨　晴转多云　去省城

现在的我正在去往省城的火车上。因昨天的突发状况，我们当地医院只处理了流血不止的鼻子，往鼻孔里塞了很多很多油棉条，真的很疼，一条一条往里加，加一条就又疼一下，不过确实没有再继续流了，医生说这是压迫止血。

【周虎点评】　医生用油纱条压迫止血是非常专业和正确的。

医生一边给我和妈妈讲解化验单中血小板的功能，一边建议我们去大医院做进一步的检查。我还听到了一个新词——骨髓穿刺，我想象着是不是在胸前用一把长剑穿进去，我想起了金庸的武侠小说，想起了令狐冲的独孤九剑。那还是我和姐姐在被窝里打着手电筒偷看的，想到这我差点笑了。抬头一看，医生和妈妈的表情都不太对，一个严肃，一个紧张，我突然变得很迷茫，不知道应该怎么摆表情了。当晚妈妈和远在南方工作的爸爸电话商量，决定第二天带我去省城。

火车快进站了，小时候很喜欢来省城，因为有公园，有冰灯，有五香豆腐干，有俄式大面包，可以在百货商店吃很多好吃的，可以去公园玩很多游乐项目……

没想到这次目的地却是医院，祝我好运！

4月2日 晚 繁星点点 住院了

虽然我很喜欢上语文课，也喜欢写作文，但是一天写两篇日记还是第一次。这两天有太多的第一次了，第一次知道血小板，第一次听说骨髓穿刺，第一次坐120救护车，第一次住院，第一次在医生办公室称体重照镜子……

一切都那么新奇，血液科的病房其实很压抑，有一位白血病阿姨是来做化疗的，输的液体是蓝色的。而我，输的液体是红色的，医生说我出血过多造成了缺铁性贫血，需要输血。医生还夸我坚强，说我血红蛋白只有40g/L了，还能自己走路不用妈妈背，我听了自己还挺骄傲的。

【周虎点评】 血红蛋白只有40g/L属于极重度贫血，的确需要输血支持治疗，需要卧床休息，而40g/L的血红蛋白不会是这一次鼻出血导致的，因为一次急性失血到极重度贫血，患者会有失血性休克，同时急性失血也是正细胞性贫血，说明作者可能以前就有贫血的情况，只是这次鼻出血发现血小板减少同时发现合并缺铁性贫血，ITP合并缺铁性贫血通常是血小板减少引起月经过多进而导致慢性失血，或者反复皮肤出血、鼻出血等因素导致的贫血，也有可能青春期摄取铁不足或者素食导致合并缺铁性贫血。

第一次输血我居然没有害怕，从小我就怕打针，宁可吃再苦的药我也不打针，今天我很淡定地主动递上了手。

4月3日　小雨　初次骨穿

今天医生给我安排了骨髓穿刺，我莫名地紧张起来，或许是病房的气氛影响了我，我想到了小时候看的日本电视剧《血疑》，我还想到离家前有个邻居跟奶奶说不要做骨穿，穿不好会瘫痪的……不会的，我的运气不会那么差的，我双手紧紧抓着病床上纯白色的床单。我的理想是考音乐学院，我想当音乐家，唱歌也好，拉琴也好，表演也好，总之跟艺术有关。我偷偷观察妈妈的手一直在抖，声音也抖，看医生的时候眼里是含着泪的。妈妈只有看我的时候眼神很坚定很温和，我假装没有看她，不想她发现我知道她的紧张和无助。上火车前很多邻居说了很多话，妈妈心里很没底。医生可能见多了患者和家属的这种状态，安慰我们说不用紧张，解释了一下骨穿只是把针插入骨缝，从骨髓里抽取一点点血样，对身体没有害处，而且操作的时候会有局部麻醉，不会有疼痛感。

我把妈妈的手拉过来，说妈妈没事，我可以做，不怕。妈妈终于没忍住眼泪流了下来，她转过身给我留下了孤寂的背影，缓缓地出走了病房门，我知道，她就在门口。

护士先给我做了皮试，操作时我侧躺在病床上，医生先用消毒包把臀部盖上。应该是中间有洞的，先做了消毒，让我放松，绝对放松。打了针麻醉药，没有感觉后，再把骨穿针插入骨髓。其实针进去后没有任何的疼痛感，就感觉有个东西在我的骨头里鼓捣，除了在骨髓抽出的瞬间略有酸痛感以外，基本上感觉不到什么痛苦，甚至不如一般静脉注射带来的疼痛感多。全部过程也不过几分钟就结束了。对面病床阿姨的儿子吓唬我，说好大的针头啊，被她妈妈骂了一顿，大家一阵哄笑，我也忘了害怕。

骨穿完成后，我和妈妈对视着笑了。

【周虎点评】 骨髓穿刺是血液科最基本也是最安全的操作之一，因为穿刺部位没有大的神经和血管，也不会造成瘫痪、大出血等并发症。骨髓穿刺也是ITP与其他血液疾病鉴别诊断的手段之一，至于儿童和青年血小板减少患者是否需要骨髓穿刺检查，由于国情不同，在中国一般还是需要常规检查。

4月6日 阴 确诊ITP

前几天忘了写日记，因为我很忙，除了刚住院第一天输了1袋血，基本就没事了，我忙着各个病房溜达，忙着吃妈妈跑很远的地方给我买的烧鸡，忙着给病房的阿姨姐姐们讲故事唱歌。等待骨穿结果的日子过得很充实。

今天下午，我的主治医生来了，告诉妈妈，我除了患有缺铁性贫血外，还得了一种叫特发性血小板减少性紫癜的病，简称ITP，是血液病的一种。我坦诚地跟医生交代可能的病因，挑食、月经出血多、身上经常青一块紫一块的，医生说那就是了，ITP就是这样。我和妈妈对血液病知之甚少，一切都听医生的安排，因为贫血比较严重，又输了袋血，然后用激素治疗，每天输液，没想到的是这一输就是1个月。

4月13日 晴 胖丫头还是很漂亮

大概过了1周，临床阿姨的儿子就开玩笑说，这个小姑娘胖了不少啊，看来药起作用了。

我听后吓了一跳！这药会让我变胖？爱美的我心里很难受，因为这几天偶尔会听到他们聊天说起我现在用的药，都有哪些副作用，什么水牛背、满月脸，所以我心里一直在抵触，也不敢去照镜子。我悄悄问妈妈是不是真的，妈妈只是用温柔的眼神看着我，用柔软的手抚摸我的脸颊，告诉我没有胖，即便是胖了也没有关系，我还是一样漂亮。

因为用了药，血小板计数很快就上来了，有 70×10^9/L 多了，激素导致亢奋总是饿，妈妈看我喜欢吃那种烧鸡，每天走到很远去给我买。我贫血情况也有所好转，精神也足了，在病房里成了大家的开心果，每天我都会给大家讲故事、唱歌，我还后悔当时应该拎着小提琴来，可以演奏给大家听。

妈妈每天晚上就和我挤在一张小小的病床上睡觉，我睡里面，妈妈睡外面，我被激素催得白白胖胖，把床占了一大半，妈妈也就搭了个床边，腿和脚都放在了床边的凳子上。每天上午输液后，妈妈就带我去外面散步，医院规定病人不能出大门，我就扒在铁栏杆里面看着路上形形色色的人群，想什么时候我能像他们一样的自由，一样的健康呢。

在这段日子里，我知道了血液病的很多种，也了解了 TIP 的病症。

【周虎点评】 激素是治疗 ITP 的一线药物，但长时间应用的确有诸多的不良反应，所以应该在有经验的医生指导下用药。不能害怕激素的副作用而拒绝应用，激素犹如一把双刃剑，应用得好可以治疗疾病，使用不当会产生过多的副作用。

4月22日　晴　祝福病友阿姨平安

靠门口病床的白血病阿姨要出院了，她每年都要来省城的医院做化疗，1年两次，每次都是她的丈夫陪着，因为长期化疗，她的头发都掉光了，每天都戴着像医生那样的白帽子，她的心态很不好，忧郁、沉默寡言，唯一常说的话就是，过一天算一天了。

她丈夫是一个小包工头，治病的钱倒是不愁，因为常年陪着妻子治疗他似乎已经习惯了家有病人，其实在我看来他都有些不以为然了。每天都去外面买烧鸡香肠回来，就着小酒，吃得很香，还吧唧嘴，与因为化疗难受得吃不下这些油腻食物的妻子，形成了鲜明的对比。吃饱了饭他会小憩一会儿，雷声般大的呼噜声常把护士引来叫醒他，以免影响病人休息。

前些天我对她的丈夫说，叔叔，你喝酒不能只吃肉啊，应该加点花生米，还有小萝卜黄瓜什么的，那才香呢。可能觉得我说的有道理，后来他们的伙食中增加了花生米、黄瓜，还有一些爽口的菜。病友阿姨也有了些胃口，饭量也大了起来。

我这些天都会在她化疗结束时和她聊天，逗她开心。下午她出院时我要了她家的地址，说以后我们通信吧，我有很多笔友经常写信，以后我也写给您，我还对叔叔说我也会给您写的。

其实本来我好像挺讨厌她丈夫的，觉得他没能好好照顾妻子，只顾自己吃吃喝喝，也不注意观察妻子的心情和状态。但是经过这几天在医院看到的很多人和事，想想虽然他看起来不那么体贴，但是他没有像有的人那样抛弃病重的妻子，也没有放弃治疗，还每年停工陪着妻子专门跑到省城的大医院来住院治疗，我觉得他应该算是好丈夫了，只是没有那么细心而已，人哪有那么十全十美的呢，无论是病人还是病人家属，都应该学会感恩和宽容不是吗？

4月30日　雷阵雨　出院了

现在的我正在火车上写日记，第一次离家这么久，整整 1 个月住在医院，好在有妈妈的陪伴，妈妈瘦了，比 1 个月前至少瘦了 10 斤。我，胖了，比 1 个月前胖了 30 多斤。

早上医生查房说我的血小板已经升到 $150×10^9/L$，可以出院了，因为激素不能骤停，所以给我开了口服泼尼松，每日口服 12 片，每周在当地医院化验，如果血小板数值没下降就缓慢减量，如果血小板降得厉害或者有出血，就要再就医治疗。办手续的时候医生让我到办公室称体重，还是入院时候的称，前面有个镜子，还没上称，我先被镜子里的自己吓呆了，天，这是我吗？猪头脸，鼻子深陷在高高的脸中间，眼睛被挤成了缝，虎背熊腰的我把衣服撑变了形。不敢再看了，我低头看了一眼称，显示 130 斤。入院的时候记录是 90 斤。我仓皇地逃出了医生办公室。一路上所有东西都是妈妈拎着、背着。我的双手捧住双颊，只露出了鼻子和眼镜，似乎只有这样我才能出门，才能见人。

不忧伤了，不管怎样，我的病好了，我出院了！

5月1日　小雨　奶奶说胖人有福气

昨天傍晚下了火车回到家，因为提前接到了妈妈的电话，姑姑、姐姐都在门口等着我们回家，姐姐默默接过妈妈手里的包，姑姑招呼着我们进屋，奶奶从里面的房间走了出来见到我愣了一下，随即往我身后看去，问我妈妈，孩子呢？我压抑着心里的难过故意开心大叫，奶奶，我在这啊！看我吃胖了吧？每天两个鸡腿，可好吃了，我妈还买了一只回来，你们快尝尝！奶奶赶忙说胖了好，胖了健康，胖了有福气。

家里来了很多人，街坊邻居都听说了我的事，知道今天出院回家都来看我，妈妈开心地跟他们说孩子病已经好了，没事了。我听到最多的几句话就是咱们闺女太漂亮了，老天都嫉妒她，非得让闺女经历点磨难才行啊。我想到了"天将降大任于斯人也，必先苦其心志……"

5月2日　小雨　没有勇气见人

今天我退缩了，本来计划回学校的，但是早上起床看到镜子里的我，我真的没有勇气出去见人，除了家里人，我谁都不想见。我跟妈妈说的理由是，下雨了，明天再去吧。昨天看起来还高高兴兴的我，今天突然烦躁起来，有同学有亲戚来看望我，我都没有出来见他们，我对妈妈说我困了，想睡觉。

5月5日　晴　回到学校

今天我回学校了，昨天妈妈跟我商量，说想去学校给我办理休学，好好在家养身体，不读书了，以后爸爸妈妈养活你。从小爸妈对我都是高标准严要求，妈妈的突然转变让我有些不知所措，我怕去上学，但是又想去上学，很矛盾。妈妈开始帮我收拾一些我上学时候的东西，很多奖状、证书、演出的照片……晚上我辗转难眠，想起医生说我现在胖是因为激素，等病好转了药停了，就会瘦下来。我的心情又晴朗了。我暗自计划明天开始我快速减激素，这样就会快速瘦下来了。早上跟妈妈说去上学吧，我也想老师和同学了。

到了学校并没有我想象中那样老师和同学都很惊讶，原来是妈妈提前跟老师打了招呼，说我自尊心比较强，请他们一定不要过多的说我胖了生病什么的。

好朋友都过来拉我的手，跟我说要不要借笔记给我，1 个月学了不少课程，下个月就要初中毕业考试了。我心里暖暖的。

【周虎点评】 生病后回归社会，回归家庭，回归学校，是每一个患者都要面临的问题。医生在这方面的作用真的不大，患者的家人、朋友和同事，包括病友组织的重要性这时候就能凸显出来。

5月10日 复发

昨晚睡觉到半夜，又流鼻血了，这次比以往更加严重，喷涌似的往外流血，一个鼻孔堵住，从另一个鼻孔出，两个鼻孔都堵住，从嘴里流，我的嗓子眼儿被血堵得几乎喘不过气，不停地咽，大口咽血导致我很想呕吐，烦躁之下我干脆把鼻孔里塞住的纸都取了下来，流着眼泪对着脸盆，流吧，我看看能流多久。

妈妈拿纸回来发现我对着脸盆流鼻血就哭了，对我说你不能这样，咱们得想办法止血，这样流血会没命的，我说没就没吧，流鼻血太难受了，我受不了了。妈妈说你要是没了我怎么办？爸爸又不在家，我和你姐怎么办？怎么办？

看着妈妈，我心如刀绞，为什么？我才 16 岁，老天为什么让我经历这些！

妈妈和姐姐抱着我去敲了邻居小诊所的门，邻居医生还在半梦半醒，一听说我又流鼻血了，吓得一个机灵就清醒了，赶紧帮我止血，折腾了一夜，算是止住了，但是还在渗血，只能塞油棉条，小诊所处理不了，只能第二天去医院。

今天再次回到了 1 个月前刚发病的医院，医生又塞了油棉条，询问我近期的情况的同时又让我化验一次血常规，化验单显示血小板 $10×10^9$/L。

我很有主意地隐瞒了这几天偷偷扔药的事，就说是按医嘱服药的，医生也没什么经验，只说要按时吃药，不行再去省城看看吧。

【周虎点评】 偷偷不服药的事情，每个医生都遇到过，本人就遇到过一个 16 岁女孩急性淋巴细胞白血病化疗过程中害怕变胖不吃激素导致疾病复发治疗失败的例子。如果长期服用激素，激素应该在医生指导下缓慢减停药物，由于长期服用激素会抑制垂体-肾上腺轴的作用，突然停用也会导致肾上腺皮质功能衰竭而出现严重的并发症。

5月25日　阴转晴　越来越胖

这半个月期间流过 3 次鼻血，但是化验血小板稍微高了一点，$(30\sim50)×10^9$/L 之间徘徊，也因此我拒绝再去省城，不想再输大剂量激素了。自从上次流鼻血后，我就不敢再扔药了，继续口服 12 片泼尼松，并乖乖把医生开的药都按医嘱服用了，有利血生、奥美拉唑、肌苷片、维生素 C 等。同时我也越来越胖，我几乎不出门了，也不见人，有时候脸都不洗，就在床上窝着。

6月1日　雷阵雨　意念疗法

已经入夏了，今天下了雷阵雨，雨停后我突然很想出去透透气，戴上帽子出了院子，居然看到东边天空有一道靓丽的彩虹，我的心底豁亮起来。我走到路边的书摊翻起了杂志，无意间看到一本关于气功的书，我对气功并没有什么想法，不过里面讲的用意念治疗疾病勾起了我的兴趣。大致意思就是要每天都想着我的病好了，病毒从我的脚心排出去了等等。

我觉得蛮好的，不管是否真的能把病毒排出体外，毕竟会增加治疗的信心啊，我一下子买了两本，一本留给自己，另一本附上我真诚祝福信，寄给了那位白血病阿姨。

6月10日　晴　举家南迁期待新生活

爸爸来信了，南方的户口工作等手续都已经办好，让我们过去。最近这些日子我没有再流鼻血，化验了两次，血小板也基本维持在 $50×10^9/L$ 左右。激素还是没敢减量，12 片一直在吃，我也习惯了自己形体和形象上的变化，虽然不喜欢见人，也仅限外人，家里人我还是会正常交流。

再次在火车上写日记，这是一列从东北通往南方的火车，新生活在向我招手。或许我还会复发，或许我能好转，这都不重要了，重要的是，真正的重生开始了！

【周虎点评】　新诊断 ITP 在专科医生的指导下，还是有很大一部分可以治愈，也有一部分自愈的可能，不放弃、不抛弃，对疾病不要恐惧，应该正确认识疾病，合理规范的治疗。目前治疗

ITP 的手段非常多，除了激素，还有美罗华、脾切除，以及血小板生成素（特比澳）和血小板生成素受体激动剂（艾曲泊帕），还有大量的新药临床试验等。所以 ITP 患者还是建议在有 ITP 研究治疗经验的中心制订合理规范的治疗，新诊断患者争取提升血小板数值，达到治愈的目的。慢性 ITP 患者提升血小板数值不是主要目的，提高生活质量、减少出血风险、降低药物毒副作用为首要目的。

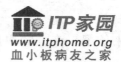

儿子，你是妈妈的幸运星

◎作者／ 孟桐妃

因为 ITP……

因为 ITP，在最美好的花季，却不敢碰触恋爱；

因为 ITP，拖到近 30 岁才步入婚姻的殿堂；

因为 ITP，结婚多年都不敢怀孕生子。

这就是一个女性 ITP 患者的生活的真实写照。很多时候并不是不想，而是怕，怕不能同甘共苦，怕不能孕育生命，怕不能相伴到老。

【周虎点评】 上帝给你关上一扇门，一定会为你打开一扇窗，虽然患了 ITP，接受患病的你一定是真爱，共同进入的婚姻也是对方深思熟虑的，而孕育的生命和孕育生命的过程或许也是上天给患者的人生最好的礼物。

渴　望

遇到他，是在公司招聘新员工的时候。他稳重、自信、博学，当场就被录用。嫁给他，是在共事 3 个月后。那时我经常加班，他每次都是默默地留下，陪我加班、吃饭，送我回家。他的诚恳、稳重和细心打动了我，也打动了我的家人。求婚的时候，他用宽厚的手掌握住我的手，对我说："以后由我来照顾你，你再也不是一个人了。"

我不想隐瞒自己的病情，于是在婚前，就将自己患 ITP 已 10 余年，至今血小板计数仍只有 $10 \times 10^9/L$ 的事实告诉了他和他的家人。他的父母并不介意这些，表示："只要你们两个人好就行。"

考虑到我的健康状况，公婆在婚后也没有向我们提出过传宗接代的要求，而是建议我们继续二人世界，两个人幸福就好。就这样拖了五六年，我们移民到国外，过得轻松自在、优哉游哉。直到我姐姐生了女儿，每天看她发来的视频和照片，我都会觉得很羡慕，羡慕姐姐每天可以抱着一个肉乎乎的小宝贝，亲完左脸亲右脸，羡慕她可以每天看着宝贝咯咯笑，每天推着小车带宝贝晒太阳……

这时我才突然发现，自己对血小板减少这个病的了解实在太少了，或许它其实并没有想象中的那么严重，或许我也可以生个宝宝……

我开始疯狂地在网上查阅各种资料，中文的、英文的、专业的、非专业的……我一头钻进了 ITP 的知识海洋中。

因为曾经在博客分享患病经历，所以我在网上认识了不少患

— 174 —

有 ITP 的病友。私下里，我们还建起了 QQ 群，分享治疗和生活经验。在聊天时，我发现病友中也有在生病期间经历怀孕生产的，我还了解到，在接受医院规范治疗的情况下，怀孕生产其实并没有想象中那样危险，更关键的是，ITP 不会遗传。于是，我下定决心，开始备孕。

【周虎点评】 ITP 并不是孕育的禁忌证，根据患病的情况，血小板数值，出血倾向，目前疾病稳定情况、患者及家人心理准备情况以及突发及应急意外准备情况等综合因素，以及专业医生的指导都是成功孕育的条件。

精 心 备 孕

为了安全，我们选择了回到医疗环境虽然不如国外，但医生经验更加丰富的国内。或许我更适合祖国的水土，在国外几年我的血小板一直是在 $(2\sim10)\times10^9$/L 之间徘徊，回国后的第一次化验，血小板就变成了 30×10^9/L。

对于怀孕生子这件事，我还是很谨慎的。毕竟，我的健康不是只属于我自己，在我的身上，还承载着所有家人的幸福。我既要对自己负责，又要对家人和未来的宝宝负责。所以在综合考虑了很多条件后，我才开始备孕。

我的备孕条件和规划

我血小板虽然很低，但是近半年只是偶见出血点，并没有明显的出血症状，近 1 年内也没有服用任何药物；准备生产的医院是血液科和产科都在一流水平的综合性医院，连负责的产科医生也已确定；孕期和产后的家庭护理已经安排好，我的父母和公婆都会来帮忙，作为高危孕产妇的我不需要操心月子和照顾宝宝的事情；最后也是最重要的就是准备好钱，以备不时之需。

考虑到孕期可能出现的出血症状，我们决定保证足够的休息，不得已时再用药；在使用药物无效时，考虑终止妊娠。总之安全第一。

既然决定生产，就一定要生一个健康的宝宝。我决定保护好自己，尽量不生病；万一生病，也尽量不使用西药，而是用饮食或中药来调理。

做好全部的规划后，我和丈夫开始吃叶酸调理，并注意生活作息和饮食。

【周虎点评】 备孕的过程也反应出作者细心应对每一个细节，凡事预则立，不预则废。作者首先确定有经验的产科和血液科是明智之举，因为 ITP 患者孕育，生产的过程的确需要血液科医生和产科医生通力合作。经济上做好充分的准备也非常必要，毕竟突发事件的可能性要比普通人要大一些。在孕育过程中如果出现意外情况，孕妇本人的安全应该放在首位。

公主般的孕期

备孕期间，我服用了很多针对血液病的中药来调养身体。在服药第三周的时候，血小板从 $30×10^9$/L 升到了 $60×10^9$/L，前所未有高值。当时我本想先继续治疗，甚至可能推迟怀孕，没想到宝宝却急着来报到了。

发现怀孕时，我做的第一件事就是停掉了正在喝的中药。按照时间推算，我应该是在服用中药第二周时怀孕的，所以很难说我的血小板上升是什么原因。随后去了中医院检查确认早孕，医生也建议停了中药，并给我开了补气的贞芪扶正胶囊，不过本着孕期不用药的原则，我没有拿药，直接回家安胎了。当时由于太激动，我甚至忘了去医院产科登记预定床位，后来差点没排上号。

我的宝宝很乖，在头3个月，我的妊娠反应也并不严重。停药后，我的血小板计数又降到了 $(6\sim10)\times10^9/L$ 之间，家里人都很担心，唯独我假装淡定。庆幸的是除了偶尔胳膊上有几个小出血点外，基本没有出血症状，一切都很顺利。

我每天穿着防辐射服，听着莫扎特音乐、看看书、晒晒太阳。因为血小板低，我需要比其他孕妇更加谨慎，平时既不敢外出运动也不敢做家务，一大家子人都照顾着我，我享受着公主般的生活。

平稳度过孕早期，进入孕中期后，我的血小板一直徘徊在 $(10\sim20)\times10^9/L$ 之间，期间开始频繁出现牙龈出血、鼻黏膜渗血等症状，不过幸好不太严重，稍微处理很快就止血了。我不敢太紧张，怕影响胎儿的情绪。后来了解到正常孕妇在孕中期也会偶尔出现牙龈、鼻出血的症状，我心里才稍微踏实了一些。

这期间，我还开始补铁补钙，补铁的速力菲会引起便秘，所以我每天早上都要吃两个苹果来缓解。另外在饮食上，我也开始使用蒸海参、排骨莲藕红枣汤、红衣花生熬粥、红枣花生汤等补充营养。

孕中期的牙龈出血和鼻出血都是伴随我10多年的老朋友，我也早就习以为常。就算血小板计数偶尔降低，我也坚持没有使用药物。

【周虎点评】 ITP 合并妊娠的人，孕中期如果需要治疗 ITP，理论上对胎儿影响不大，可以应用激素、丙种球蛋白等治疗，同时国内齐鲁医院侯明教授牵头的多中心临床试验发现应用国内的特比澳对于孕妇和胎儿也是安全的。

孕后期的担心

最辛苦的是孕后期。由于一直受血管性偏头痛困扰，所以我在睡觉时都是用木质按摩器顶住血管疼痛的地方。但即使这样，每晚还是会被头痛折磨醒，有时甚至无法入睡。了解到血小板减少也会引起致命的颅内出血，我开始非常紧张。每次头痛发作时，我都会根据之前做的功课，来自己分辨是单纯的偏头痛，还是有颅内出血征兆的头痛。这些我从未和家人提起过，怕他们多担心。好在宝宝在我的腹中一直很乖，虽然偶尔会活动一下，但动作也不会过大。

进入孕八九个月后，我的手脚、腿等都出现了水肿，同时还伴有缺钙导致的抽筋、腹痛背痛和烧心，此外，我的骨盆和耻骨联合处酸疼不适，腹部经常阵发性地变硬变紧，这段时期，身体上的不适和精神上的不安都越发严重。

由于此时我的子宫壁和腹壁都已变薄，所以胎儿的手脚和头部有时会在腹部清晰地凸现出来，我甚至有时候担心他会把我的肚皮蹬破了。另外，后期由于腹部过大，晚上很难入睡，所以我只能按照育儿书上所讲，改为侧卧，坚持了3个月。

孕后期我的血小板一直很低，有一次甚至降到了 8×10^9/L，连医生都忍不住要问我要不要用点激素了。虽然医生说过在孕后期，小剂量激素的副作用很微小，但是考虑到一旦用了激素就不能给宝宝喂母乳了，没有明显出血症状的我决定还是扛一扛。由于一早就选择好剖腹产，所以我不用考虑顺产需要的产前活动，我减少活动量，每天只是在楼下散步晒晒太阳，不走远，全力保护自己保护胎儿。

一波三折的待产

为了安全顺利生产，我提前两周住进了医院，准备按计划先输 4 天丙种球蛋白，再进行剖腹产手术。没想到计划没有变化快，住院第五天，我才终于等到了丙种球蛋白。遗憾的是输了 4 天丙种球蛋白，血小板依旧稳稳保持在 $30×10^9/L$ 不动。

这时候已经孕 39 周，宝宝随时可能出生，于是医生建议采用输单采血小板的方案，并计划术前、术中、术后各输 1 袋。我们原本计划得很周到，但是那时候是 3 月份，北京天气还没有转暖，献血的人寥寥无几，血库告急。从备孕到孕期一直很淡定的我，这时候也开始着急了，我在微博发出了求助："待产孕妇急需 B 型血小板……"

两天后，医生通知第二天早上输单采血小板，上午剖腹产，我慌乱的心才终于安稳下来。

【周虎点评】 围生期可以足量给予丙种球蛋白，以及多备血小板，尽量提升血小板的数值，甚至可以考虑国产特比澳的应用，保证待产孕妇的安全。

与麻醉师的谈话

虽然在怀孕前就做足了功课，但我还是漏掉了一个重要的环节——手术前的麻醉。做过手术的人都知道，患者在手术前需要与麻醉师谈话。有经验的患者都明白这是必经的程序，所以也能淡定地应对；但第一次面对麻醉师的患者，多半会被吓得吃不下睡不好，而我就属于后者。

我的麻醉师是一位温文尔雅的男医生。开始互相介绍时，我的感觉还很不错，但是听他讲解完麻醉的危险，我就开始不淡定了。

全麻：听不到宝宝的第一声啼哭，我有可能再也醒不过来了。半麻：对血小板指标要求高，人在手术中能保持清醒，但是术后有可能再也站不起来了。

我当时就懵了，我问医生可不可以不麻醉？把我手脚捆上，直接开刀，我能忍。医生笑了，说你这是要做刘胡兰啊。他赶紧安慰我，并解释说刚才提到的风险概率是非常非常非常小，小到可以忽略不计的，但是作为医生必须尽到提前告知的义务，这是每位患者都必经的程序。我表面平静了一点，但是内心还是非常紧张。

第二天又来了一位女麻醉师，从另一个角度为我讲解了麻醉的过程和可能的风险，这时我的情绪已经稳定下来，也知道做刘胡兰不太可能，只盼老天眷顾我，麻醉的微乎其微的风险也不会那么巧落到我头上，我签字了。

妈妈的痛与幸福

生产的过程非常顺利。我从清晨 5 点多开始输血小板，仅有的一袋 B 型血小板，让我的血小板指数从 $30 \times 10^9/L$ 升到了 $87 \times 10^9/L$，医生赶紧安排在中午实行了半麻醉剖腹产，一切顺利。

在听到宝宝哭的第一声时，我笑了；护士把宝宝抱到我面前让我看一眼的时候，我哭了，我的眼泪顺着眼角流到了耳边，我不想去擦，就让这喜悦的泪水流淌吧，我当妈了，我有孩子了！

因为我的抗血小板抗体一直偏高，新生儿的血液又是从母亲体内获得，医生担心这些会对宝宝的血小板有影响，所以一出生就将他抱到了ICU病房观察。

为了不影响母乳，我没有选择使用镇痛泵，在手术当晚，我被痛得嗷嗷直叫，陪床的姐姐心疼地握着我的手，也是一夜未眠。直到这时我才明白生产的不易，无论是顺产还是剖腹产，生孩子就必然要经历疼痛！

第二天护士长来揉宫底，我才知道揉宫底才是最疼的，但是为了防止出现产后大出血，这死去活来的疼也是必须要忍的。经历了这一天一夜的痛，我彻底明白了妈妈的伟大！手术后第三天，全家人接我出院，可是我的一颗心却还系在ICU病房的宝宝身上，心里有着说不出的牵挂。

回家后我每天用吸奶器把母乳存好，再由丈夫送到医院给宝宝喝。为了能给宝宝多带一些母乳，有一次用力过猛，吸奶器里全是红色的母乳，我的妈妈吓坏了，赶紧把我按住，说："你这样不行，都吸出血了，不要命了？"我说我只是想给宝宝多带点母乳，怕他吃不饱。妈妈听完就抱着我哭了。

幸好这样的日子只过了两天，宝宝就出院了。他的血小板刚出生时是 $80×10^9/L$，第二天血小板降到 $65×10^9/L$，第三天为 $52×10^9/L$，第四天保持 $55×10^9/L$，第五天 $68×10^9/L$，开始恢复自身造血。医生看到血象已呈上升趋势，就安排宝宝出院回家。

看着怀中健康地吃上母乳的宝贝，我知道，我的人生完满了。

【周虎点评】 一般ITP孕妇生产过程中，部分母体血可能通过胎盘进入胎儿体内，新生儿由于体内会有母亲体内的抗血小板特异性抗体，出现一过性血小板减低，原则上只要没有出血症状，血小板数不低于 $30×10^9/L$，是不需要干预的。

我的幸运星

在宝宝满月的时候，我又给他做了一次检查，血小板已经升至 $405×10^9/L$，一切安好。为了把身体养好，我的月子坐了100天，我的父母和公婆一直和我们住在一起，爸爸买菜、公公做饭、婆婆照顾我、妈妈照顾宝宝、丈夫打杂，一家人忙得不亦乐乎。身体恢复后，我才开始独立带孩子，老人们偶尔过来帮忙。

宝宝10个月的时候我建立了ITP家园，让更多的病友能够互帮互助，抱团取暖。

感谢家人一直以来对我无微不至的照顾和爱护，以及对我的公益事业鼎力的支持！

随着孩子慢慢长大，我的血小板也逐渐升起来了。在宝宝1岁的时候，我们一起去医院做了检查，宝宝血小板一直是正常的，而我则维持在 $30×10^9/L$ 左右。

现在我健壮的儿子已经8岁，他从小就知道我孕育养育他的不易，所以非常懂事，还经常参加ITP家园的公益活动。

这些年我坚持每年体检一次，血小板也一直在上升，最近3年已经能够稳定在 $60×10^9/L$ 以上了。

我常对着儿子说，你是我的幸运星！

【周虎点评】 作者从恋爱、对孩子的渴望、备孕、孕中期、孕晚期及安全孕育一个健康的宝宝，对于整个过程无论对于医学知识的储备，还是心理知识的储备都做得非常充分。一个慢性ITP 患者，备孕时一定要对自己的身体条件了解充分，同时无论孕早期、孕中期还是孕晚期，都要与产科医生及血液科医生充分沟通，保持联系，出现突发情况也要有应对的手段。这个故事也会给更多渴望孩子的 ITP 患者以信心，同时作者热心 ITP 公益事业，让更多的专家、志愿者参与其中，是 ITP 患者的幸事。

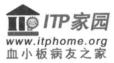

www.itphome.org
血小板病友之家

愿与你分担所有，至亲陪伴的花季女孩的ITP之路

◎作者／ 胡嘉思

疾病降临

这个病例的主人公澄澄于 2009 年 6 月 10 日在山东齐鲁医院检查出患有血小板减少症，当时这个小女孩只有 6 岁。报告显示血小板计数为 $20×10^9/L$，身上有明显出血点和紫癜。几天后经骨穿确诊 ITP，住院期间使用激素、丙种球蛋白、输血小板治疗，血小板计数升到 $300×10^9/L$ 以上出院。回家口服激素无效，后来一直依靠丙种球蛋白维持，2.5g 一瓶的丙种球蛋白一次用 7 支，连续用 5 天，血小板计数可以升到 $300×10^9/L$，可是最多持续半个月，血小板计数就又下来了。

2009 年 8 月，澄澄来到天津血液病研究所，复查骨穿依然支持 ITP 诊断，后回家继续丙种球蛋白维持。其后，澄澄曾在山东

省中医院口服中药 5 个月，病情无明显改善，又到北京西苑医院吃王医生的中药近 1 年，依然没有显著效果。期间，澄澄到北京协和医院做过相关检查依然支持 ITP 的诊断。在此期间孩子一直上学，血小板值一直维持个位数水平，血小板太低，出血点明显增多，就使用丙种球蛋白冲击处理，后来澄澄又吃了几位中医开的药均无明显疗效。

病情反复状况百出

2013 年 11 月，澄澄到沈阳盛京医院儿童血液科，医生给用了长春地辛，4 针一疗程后孩子脱发、脸色发黑、出血点增多。用药 1 个月左右。

2013 年 12 月 24 日，澄澄突发脑出血住院，昏迷不醒、鼻出血不止。使用激素、丙种球蛋白、输血小板治疗，血小板计数最高升到 40×10^9/L 以上，但几天就掉到底了。

2014 年 1 月 8 日，澄澄在济南军区总院使用 4 针 500mg 美罗华和 4 针间充质干细胞治疗，期间使用 14 针血小板生成素，均告无效。出院后，澄澄等待美罗华起效，却以失望告终。

2014 年 3 月份，行脾区放射疗法，澄澄在回家等待手术疗效期间口服环孢素无效。

2014 年 5 月 5 日，澄澄发生第二次脑出血，继续采用丙种球蛋白、输血小板、激素和止血药治疗，均告无效。血小板计数维持在 5×10^9/L 左右，脑出血持续 13 天后冒死切脾，切脾当天血小板升到 40×10^9/L，1 周后最高升到 266×10^9/L。澄澄用着 40g 激素针，停药后 1 周血小板计数又降到了 9×10^9/L，医生采用大剂量激素（800mg/d）冲击，3 天后对半减量，血小板计数升到

$109 \times 10^9 / L$。

【周泽平点评】 大多数儿童 ITP 患者即使在血小板极低的情况下都没有特别严重的出血。但是此例中患儿多次出现颅内出血，属于 ITP 中最危重的出血，需要积极处理以挽救生命。

后来口服激素（美卓乐）每天 12 片，20 天血小板计数慢慢降到个位数，又用丙种球蛋白冲击，惊喜的是这次丙种球蛋白又有效果了，一个治疗量，血小板计数升到了 $300 \times 10^9 / L$。

之后因切脾，术中碰破胰尾，胰液渗漏又抽 3 次胰液，下引流管 100 天，这期间用丙种球蛋白维持。后来又吃中药无效，口服艾曲波帕 1 个月无效，不得已只好停药。

【周泽平点评】 很多时候感染，或者体内潜在的感染，往往是导致 ITP 相关治疗无效的原因之一，需要仔细排除。

逃不掉的生理期

直到 2016 年 2 月 9 日，澄澄迎来了第一次月经，月经量正常，8 天停止。在此期间，澄澄得了肺炎，使用阿奇霉素治疗。2016 年 3 月 9 日第二次月经开始，月经量正常，8 天几乎停止，但始终都有一点点经血，持续了半个月。那天澄澄小腹疼痛，去医院做了彩超，结果是宫腔积血没有排出来，回到家中喝了红糖水，之后 1 小时就排出来一个鸡蛋大小的血块。由于没有经验，在家给澄澄吃了止血药，在家里待了 4 天，还是流血不止。3 月 29 日晚上月经量突然加大，孩子这几天胃也不好，吃不下饭，也没有力气，几乎要晕倒了。我们赶紧联系医生去住院，此时正赶上没有床位可住，就先去了急诊。医生检查了已经非常虚弱的澄澄，开了一系列化验，同时申请血浆、血小板还有冷沉淀，也上了止血针。血常规显示血小板计数 $1×10^9/L$，血红蛋白 56g/L，血还在继续流不止。等血浆输上时已经半夜 11 点了，过了一会儿澄澄出现了呼吸困难，医生给吸上了氧气，并且通知家长孩子可能会有危险，下了病危通知书。不一会澄澄又出现了心跳加快，医生又一次让家长签病危通知书，并表示可能会采取一些措施抢救孩子。

【周泽平点评】 在没有明确指征的情况下，此例中血浆和冷沉淀的输注是没有必要的。由于患者出血倾向特别严重，除了血小板数量以外，重新评估凝血功能、血小板功能、完善血栓弹力图评估完整的凝血以及纤溶情况是有必要的。

这一晚到第二天上午输了 4 袋血、4 个冷沉淀和 1 个单位血小板，还有 7 瓶昂贵的丙种球蛋白，我们转到了病房住院，紧接着又使用了一系列的药和丙种球蛋白，使用 1 天还是不见好转，澄澄爸爸急得不行了找医生商量看看该怎样才能止住血，找到了妇科医生会诊，该用的药都用了就是止不住，最后医生们说实在不行就要切除子宫保命，可是澄澄还是个刚刚进入青春期的小女孩，切除子宫对于她来说将意味着什么？

澄澄家人和 ITP 家园的家人纷纷联络医院及治疗方案，最终准备采用大多数医生建议使用的基因重组活化凝血因子Ⅶ。但这个药价值 7000 多元 1 支，在经过之前两次脑出血、切脾、导管手术后每天使用丙种球蛋白维持，澄澄家的经济状况已经捉襟见肘。家园的桐妃和大三哥得知这种情况，多方进行筹款，并在腾讯公益发起了《保住十三岁花季女孩子宫》的筹款，家园的志愿者们纷纷解囊相助，10 小时筹集了 10 万元，最终保住了这个花季女孩的子宫。

2016 年 5 月 7 来月经，前 4 天出血量正常，第五天夜晚出血量增加又住院治疗，血小板计数 $1×10^9$/L，口服补佳乐（戊酸雌二醇片）3 片，加用缩宫素 3 天没止住。5 月 15 日，开始加雌激素 6 片，4 小时 1 次，加宫血宁 1 次 4 片，8 小时 1 次。5 月 16 日，出血量减少，接着输血、输血小板、输丙种球蛋白，血小板计数 $34×10^9$/L，血红蛋白 66g/L。5 月 17 日，血小板计数 $70×10^9$/L，血红蛋白 85g/L，出血量明显减少，只见数滴。5 月 20 日，血止住了，血小板计数 $20×10^9$/L，当天减雌激素 4 片，6 小时 1 次。5 月 21 日下午头痛、呕吐，晚上 CT 检查颅内出血，输血小板加丙种球蛋白，止血药紧急升板。澄澄睡了一夜，头疼减轻，用丙种球蛋白、止血药 5 天，激素继续输，因子宫内膜厚大夫不让出院，继续观察，等待下次月经。

2016 年 6 月 2 日，澄澄头痛半天，不吃东西，晚上检查血常规，血小板计数 $3×10^9$/L，特别烦躁，怀疑又是脑出血。大夫给输血小板、止血药、丙种球蛋白加激素，后来又上了甘露醇，睡了一夜，早晨头疼好多了。6 月 2 日晚上来的月经，继续输丙种球蛋白、止血药、血小板、激素。之前的 10 天两次轻微脑出血家长怀疑是雌激素所致，因为用雌激素减量或停用后会有撤退性出血。以前血小板 $1×10^9$/L 的时候也没这样呀，医生也感觉意外，6 月 3 日下午孩子状态挺好月经量不大。

2016 年 5 月 25 日，家园的爱心企业为澄澄一家提供了免费做基因检测的机会，6 月 22 日基因检测结果显示澄澄爸爸和澄澄有一个相同的基因有突变，但是这个突变不能证明是导致血小板减少的原因。

2017 年，澄澄也住了几次医院，情况还算安全，月经周期正常。

2018 年开年，预计澄澄 2 月 22 日来月经，也就是正月初七，一家人从东北老家提前回到济南，可是这次月经没有按期来。家长知道很多孩子月经前一两年不规律，也咨询了妇科医生，医生让观察情况，说青春期孩子月经就是不规律，家长也不敢用药干预。

这一观察就间隔 66 天，因为有了前几次的大出血经历，这期间澄澄的爸妈每天提心吊胆。

2018 年 3 月 29 日月经终于来了，此时无论是澄澄还是父母都又喜又怕，喜的是终于的过来了月经，怕的是隔了这么长时间才来，怕月经出血量大止不住。因为血小板计数一直很低，在 $(1 \sim 5) \times 10^9/L$，月经刚开始就吃"断血流"辅助止血。前 3 天出血量多点，后 3 天出血量很少，流了 6 天基本结束了。可第八天又多了点，而且澄澄肚子疼，所有人就很害怕，除了澄澄爸妈，还有家园的很多人都很害怕，这两年几乎每个月都要问一下澄澄月经怎么样，这种问候已经习以为常了。得知这种情况，大家也都建议澄爸赶紧联系医生去住院。

第九天有一次大出血前兆，出血量增大，一次排出来七八个鸡蛋那么大血块，当时血红蛋白 50g/L，孩子头晕、头痛、心跳加速，身体出现各种不适。由于血红蛋白含量很低，还在继续流血，需要紧急输血，医院血库没血，非常紧缺，澄澄的爸爸又开始找山东省血液中心朋友联系血源，这几年澄爸一直在坚持献血，所以每次澄澄用血也都很顺利。

晚上澄澄终于输上了血，此时孩子非常虚弱，大血块还是不断地排出来，基本半个小时就换一个夜用卫生裤全满。这期间使用了缩宫素、蛇毒凝血酶，口服断血流，输丙种球蛋白，红细胞、血浆输注。经历了 3 天不间断的药物治疗，输血和丙种球蛋白才有所缓解，此时已经输了 11 袋血，共计 2200ml。由于出血太多，虽然基本止住了血，可体内并没有多少血液。

4月11日澄澄开始每天服用50mg艾曲波帕（连续服用2个多月无效后来已经停了艾曲波帕）。这几年澄澄扁桃体一直肿大，之前孔主任也建议切掉扁桃体，趁着这次输丙种球蛋白家人决定切扁桃体，可中医院没有人敢给切，澄澄的父亲又联系曾经给澄澄切脾的医生，因他出差在美国，就安排了另一位五官科医生为澄澄施行手术。澄澄转到儿童医院时，血小板计数已经掉了下来了，又重新输丙种球蛋白2天，血小板计数升到$90×10^9$/L以上实施了手术。手术很顺利，1天就出院了。

【周泽平点评】 及时去除可能的感染灶，对于ITP患者是有必要的。

由于这次月经出血太多，又输了3天蔗糖铁。出院回家调理期间喝补铁口服液。对于青春期女孩，如果长期不按时来月经，应彩超监测子宫内膜厚度和卵泡发育情况。如果子宫内膜太厚加上血小板计数低，来月经肯定会发生大出血。

出院后，澄澄一边调理一边等待下一次月经，有了上一次的经验，这期间不断彩超监测子宫内膜厚度发现又有异常情况，找了山东省中医院妇科知名专家，建议口服5天黄体酮停药。澄澄的父亲考虑孩子以前用过黄体酮是半个月，怕5天药量从子宫内膜增殖期转化分泌期无法达到，又找专家医生商量，医生又让改服10天黄体酮。这次为了避免大出血，澄澄停药前3天提前住院了。

2018年5月31日住院，停药3天后月经来了，这次月经间隔了36天，出血量还是很大，提前吃上了止血药，也用上丙种球蛋白、凝血酶和缩宫素，月经持续了几天还是没有控制住。奇怪的是这次丙种球蛋白3针无效，澄澄爸爸仔细分析查看了艾曲波帕说明书，自己判断是艾曲波帕干扰了丙种球蛋白效果，此时停艾曲波帕有两三天。

【杨仁池点评】 艾曲波帕不会干扰丙种球蛋白的疗效。

澄澄又一次发生了大出血，这一次出血很猛而且都是大血块，连续几天的抢救，不间断地输血。这次又输了血小板、缩宫素、凝血酶。艾曲波帕停药大约超过 1 周了，澄澄的父亲感觉药物基本代谢完了，又和医生商量再次上丙种球蛋白看看效果，这次丙种球蛋白有效果了，才使用了两针，血小板计数升到了 60×10^9/L 以上，可月经还是止不住，血量不见减少，血液科该用的药都用了，妇科也是束手无策。

此时，朋友帮忙联系了北京大学人民医院的妇科专家郭主任，郭主任人很好，和澄澄的父亲电话沟通，细心了解情况后给出了治疗方案：8 小时 1 片妈富隆连吃 3 天，之后再改 3 天（2 片/天），3 天后改为 1 片/天，共服用 21 天停药，停药 3~7 天会来月经，后改服优思明，看哪天量多就开始吃上，还是连用 21 天一个疗程。郭主任了解了澄澄情况说，这种情况的孩子用这种药最适合了，果然很有效果。吃上妈富隆没到 24 小时血量开始很少了，两天基本止住血了，郭主任嘱咐前两个月会有点副作用，不规则点滴出血，过了两个月基本正常不用担心。果然如她所说的，前两个月不规则点滴出血后来就没了！我们按照郭主任的方法用药每次月经量还算可以，已经 4 次月经没有住院了，一直保持挺好，后来郭主任又嘱咐我说可以长期吃，没有问题，不要随意停药！

【周泽平点评】 从上述处理中，能感受到多学科诊疗的必要性。对于此例中患者的出血，主要是颅内出血和月经量过多。针对上述危及生命出血的及时处理，才挽救了患者的生命。

在这次生死相搏的过程中，澄澄又输了 15 袋血（共3000ml），常人无法想象输了 15 袋血期间，一家人是怎么熬过来的，还好每一次在生死边缘都有 ITP 家园的支持，感恩家园，感恩家园所有的战友们不断的支持澄澄、鼓励澄澄，澄爸在朋友圈写道："家园是澄澄一家最坚强的后盾！祝愿病友们都早日康复过上正常生活！"

再难也会坚持走下去

澄澄一直在努力，治疗的过程是痛苦的，但是澄澄总是以微笑示人，这是很多大人都做不到的。她对爸爸妈妈说得最多的一句话就是："爸爸妈妈别哭啊，我快好了"。然后会给家人一个大大的拥抱。

澄澄的故事被 ITP 家园写成了剧本并拍摄了微电影《爸爸我爱你》，作为"3·20 中国血小板日"的宣传片，希望社会公众都来关爱血小板减少患者人群，同时倡议大众捐献成分血。

血小板计数常年远低于正常指标，切除脾及扁桃体，做过导管手术，经历两次脑出血及多次大出血，每每面临生理期全家人都要提心吊胆。命运对澄澄一家提出了一次次挑战与磨难，而澄澄一家却在这些挑战与磨难中站起来，又走下去。希望命运能垂青于这个已经满身伤痕但却无比乐观的女孩子，让她在未来如花的岁月里能走得更加顺遂、完满。

【周泽平点评】 本例中患者经历了非常艰辛的诊治过程。目前 ITP 的诊断明确，但出血倾向严重，需积极处理。在 ITP 的处理方面，对一线和二线大部分治疗无效。建议完整排除体内可能存在的潜在感染灶，重新评估 ITP 的诊断，完善凝血功能、血小板功能、血栓弹力图等评估出血风险及可能的原因。可以考虑尝试其他的二线治疗方法或新的治疗手段，必要时可以给予联合免疫抑制治疗。多学科诊疗及时治疗患者的严重出血。

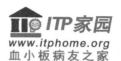

谈谈我所知道的艾曲泊帕

◎作者/ 士　辉

◎整理/ 阿　舟　姬大侠

我是个科研单位的研究员，今年70多岁，虽然已经退休但平时还是十分忙碌。

过去，我曾几次因同病相怜跨进过ITP家园的网站，很为孟桐妃女士多年一贯献身公益的爱心，以及年轻病友热爱生命生活、奋力与疾病抗争的精神所感动。恰好最近空了一点，于是我认真浏览了网站上几篇有关艾曲泊帕的留言。读完后，我感到这方面相关信息还比较杂散漏缺，一些病友对该药的认识恐怕也有一定的局限。

我是个确诊并治疗了10余年的ITP老患者，说来与艾曲波帕也有点缘分。我本人在2007年就参加过葛兰素史克公司进行的艾曲波帕全球Ⅱ期、Ⅲ期人体临床试验（分别为期6周和6个月）；后来，又二度自费前往印度自助游购买该药，且已服用此药一年半左右了。这里，我尽力回忆介绍一些自己了解的情况，以供有兴趣的病友参考学习。

参加临床试验

2007 年，在艾曲波帕上市前，葛兰素史克公司在全球进行了该药最重要的 Ⅱ 期、Ⅲ 期人体临床试验（分别为期 6 周和 6 个月）。他们在全球挑选了若干国家的十几家医院作为试验点，并在全球召集了一百多位 ITP 患者参加试验。

上海瑞金医院也是当时的试验点之一。2007 年，我正在上海瑞金医院治疗 ITP，由于 2 个月的激素疗法无效，所以被推荐参加到了这个新药试验小组。当时组里共有五六个 ITP 患者，都是其他疗法试过无效、且年龄在三四十岁至六十之间，我算是其中年纪比较大的了。

负责这个课题的是位美国进修回来的研究型医生，他十分认真负责。试验者每周都要去一次医院，除了测体温、血压，血常规、肝功等化验，以及眼科例行检查外，医生还会根据每个人的具体情况调整艾曲泊帕的用量。

试验一共进行了 6 个月。当时的试验采用计算机双盲方法进行，即 2/3 的试验者服用的是艾曲波帕，另外 1/3 试验者作为对照组，服用的是无效的安慰剂。直到试验结束后，所有试验者才可以都服用真正的艾曲波帕。

在整个试验阶段，我的血小板计数一直在 $20 \times 10^9/L$ 左右徘徊。因为以往各种疗法如激素、中医方剂对我血小板计数都不敏感，而在结束了为期 6 个月的试验后，我又服用了 1 个月最大剂量 75mg 的艾曲波帕，但血小板计数还是变化不大，所以当时我判断该药对自己作用不大。另外考虑到该药对肝、眼的潜在副作用，加上我那时一直没有出血症状，工作又很忙，于是决定退出该试验项目。

停药 2 周后，血小板计数曾一度上升至 35×10^9/L，随后逐步降至 20×10^9/L，半年后降到 12×10^9/L，稍后又回升到 20×10^9/L 左右。现在基本可以推断，在当年的试验中，自己服用的是安慰剂，但此后开始服用该药对自己还是有效的，只是效果在停药 1 个多月后才显示出来。

【杨仁池点评】 从作者描述的情况来看，不能判断他服用艾曲波帕有效，也不能肯定他当初就是被分配到了安慰剂组。随机双盲试验结束后会进行揭盲，此时申办方和医生都会知道每一位受试者的具体分组情况。当初的国际多中心试验我是国内三家中心的负责人之一。为期半年的双盲期结束后，根据受试者本人意愿，按照试验设计会将分配到安慰剂组的受试者纳入延长期试验，给予艾曲波帕试验药物。

可惜根据葛兰素史克公司的规定，那时我已经不能重新回去继续参加用药了。此后，虽然我还保持定期的血常规检查，但不再服用与 ITP 有关的任何药物。血小板计数则逐年稳步下降，2011 年到 10×10^9/L 以下，2012 年 2 月最低为 6×10^9/L。但当时除了身上有时出现出血点、紫癜外，并没有发现影响生活工作的其他症状。

即便是 ITP 也阻挡不了我对旅游的热爱

2009 年我到西藏旅游前，血小板计数为 12×10^9/L，回来后再查为 16×10^9/L。此后我还参加过 40 多天的新疆南北自助游，陕甘宁、云贵湘桂自助游，以及一个多月的由广西出境经越南、柬埔寨、泰国、老挝至云南返回的背包自助游，一切都累并快乐着，并没有明显影响过自己的血小板计数。这些年完全退休后，我也随旅行社到过欧洲、澳大利亚、新西兰和美国等国家，从来没有把自己当成真正的病人，更不把 ITP 当一回事。

【杨仁池点评】 只要没有高血压等合并症，即使是如作者这样的老年 ITP 患者，血小板计数低于 $20×10^9/L$ 并且没有活动性出血，就可以不必太在意。作者的现身说法也印证了这一观点。

脾栓塞治疗的失败

但是在 2012 年，一次我因结肠炎便血，医院因我血小板计数低不能做肠镜诊断，而坚持不给我开药治疗。于是，我只能重新开始考虑 ITP 的治疗问题了。

【杨仁池点评】 患者血小板计数低于正常，医生进行创伤性操作且正好发生意外，患者及其家属如果起诉医疗机构和医生本人，按照目前的社会现状，医疗机构和医生肯定会被判决负全责。这就是为什么医院不给做肠镜的理由，也是在目前这样的从业环境下医疗机构无奈的选择。其实在早些年，如果血小板减少患者及其家属了解可能存在的风险，在医患双方充分沟通后进行各种创伤性检查或者手术是没有问题的。

经过一番调研，我发现国外都将脾切作为 ITP 的二线疗法。后经医生推荐，我选择在上海的医院接受脾部分栓塞的放射介入治疗。这种手术的切口很小，基本不出血。原理是通过导管将脾血管的 1/3 的分支堵塞，使这部分脾的自行萎缩，如果术后血小板有改善，就可进一步全部堵塞脾血管，达到切脾的类似作用；如果无效，也不致一下让脾全军覆没（确实我近年体检 B 超显示脾基本又重新恢复原状了）。

【杨仁池点评】 我本人始终不认可部分脾栓塞的做法。文献早就报道了有大约 1/4 的脾切除术无效的患者是因为有副脾的存在，切除副脾后部分患者就会有效。由此可见，部分脾栓塞是没有道理的。

手术前，我的血小板计数是 $9×10^9/L$。术后数值不但没升，反降到 $6×10^9/L$ 并速降至最低的 $(4\sim5)×10^9/L$，1 个月后恢复到 $10×10^9/L$。这样又一条治疗途径走不通了。之后曾短期服用过达那唑，但最终也证明无效。

再次关注艾曲波帕

2014 年中至 2015 初的半年中，我的血小板计数曾有 3 次都降到了 $6×10^9/L$。一次偶然的机会，我遇到了当年一起参加临床试验的病友，得知其他几位坚持下来的女病友近况还不错。刚参加临床试验时她们多数体弱无力，需要由家人陪同到医院，有的严重时还常常住院输注血小板。现在，医药公司承诺向参加试验的病友免费提供艾曲波帕，直至此药在中国上市为止。至今，她们服药都已有八九年了，是世界上服用艾曲波帕时间最长的 ITP 患者。有几位病友的血小板计数已经达到 $100×10^9/L$ 以上，且不再出现出血症状，有人已经可以降低用药至维持量，也没有什么明显副作用，这也说明该药表现比较平稳。

其实在退出试验后，我也一直在关心着艾曲波帕在国外医疗界的动态，包括美国食品药品监督管理局的各种后续评价。我了解到该药上市销售后，售价十分昂贵。且该药是刺激骨髓的，用时血小板计数会有一定的上升，但停药后就可能一直跌破自己原来的血小板计数，这点我在试验中已亲身体会到了。所以，患者可能要终生服用该药，考虑到经济上的如山重负与长期服药可能产生的副作用，这个决心一般患者还是很难下的。所以有那么一段时间我不再幻想画饼充饥了。

直到后来我有一次无意在网上看到了一条葛兰素史克公司发布的销售信息，里面提到："考虑到印度国内患者的经济承受能力，葛兰素史克公司决定以优惠价格在印度地区出售艾曲波帕。"当时我已年过70，体衰症状日益明显，且因血小板数值低而不能拔牙、不能做肠镜胃镜；外伤且不论，手术、内出血等都可能随时引起生命危险。了解到这个信息后经过全家商议，我决定自费购药治疗。再加上听说2017～2018年该药可能就会在国内上市，我想或许届时仿制药也会出来，价格可能会降低，也说不定很快进入医保，以后还能使用医保购药，这样想想慢慢就不再忧心忡忡了。

那时我曾考虑过网购，但国内网上诈骗丛生的乱象又使我担心花了钱却耽误身体。这时，一个亲戚对我说："你为什么不自己去印度买药呢？"一语惊醒梦中人！是啊，我上个世纪80年代我曾经在美国大学里做过两三年的访问学者，之后也旅游到过世界30多个国家，这次，为什么不能自己来次印度自助游呢？即使买不到药，去到那个神秘的文明古国走一遭也是值了的。

2015、2016年二度印度自助购药游

我曾在1999年访问过印度，并在孟买参加过两个国际会议，所以对这个国家并不陌生。由于这次选择的是自助游，所以一切都得靠自己动手，但幸好现在的网络发达，自助游还是十分方便的。

听说我要去印度买药，上海的旅友们马上就聚集到一起，分工做起了准备：有的去查阅有关印度的书籍资料，有的在网上查询国内去印度的旅行攻略，然后制定了详细的旅游计划与日程图。

印度没有春夏秋冬，只有雨季与旱季，所以适宜的旅游时间只是每年的 10 月至来年的 3 月。我们两次去印度，都是在春节后的 2、3 月份出发的。第一次半个月，第二次 40 多天，从南到北，我们遍览了十几个各具特色的印度城市以及数十处名胜古迹。

印度实行的是公立医院全民免费医疗，就连同行的中国旅友去看病也不要钱。但是所有的医院都只负责看病，不卖药，患者买药都要去专门的药店。我们一下飞机，在新德里火车站附近的背包客聚集地放下行装，我就注意到了附近的几家药店。但店主联系后，并没有发现任何购买艾曲波帕的线索，我只得先与旅友去外地旅游。直到行程后期，在印巴边境阿姆利则逛街时，我找到了一家百年老药店。买药的过程也是一波三折，冒险预付药费，药店店主等药到了再给我送到旅馆，还真是一次不同寻常的购药经历。

回到国内，我首先咨询了血液科的医生，之后从 4 月初开始服药。刚开始我每天服用 50mg 艾曲波帕，半个月后血小板计数仍为 7×10^9/L。我继续维持这个药量，并在 4 月底赴美探亲旅游 1 个月后回国。但服药 2 个月后血小板计数仍旧只是 8×10^9/L，我几乎开始怀疑在印度买到的是假药了。

1 周后，医生建议调节药量到最高剂量 75mg。20 天后，我的血小板计数升至 15×10^9/L，又过了一个半月，血小板计数达到 21×10^9/L。但因我的血清胆红素偏高，医生建议我 50mg 与 75mg 隔天轮流吃。此后的半年，我的血小板计数一直在（15~20）×

10^9/L 之间，身上的紫癜也似乎开始减少了。

第一年下来，虽然血小板计数的回升并不理想，但已经是我四五年来首次重返并稳定在 $15×10^9$/L 以上了，再考虑到我自身情况对任何其他疗法都很不敏感，我已经从心里认可了艾曲波帕。所以在 2015 年年底，1 年的药已经所剩不多时，我很自然地准备起了新一轮的印度自助购药游。这一次，因为心中已经有底了，我就更能入境随俗、不慌不忙了。但是，大家都说"是药三分毒"，所以我已开始努力寻求自己的最佳治疗性价比——即服用最少的药来达到基本稳定状况。

这时我每天服用 50mg 艾曲波帕，血小板计数保持在 $20×10^9$/L 左右，基本无出血症状（可能出现个别紫癜）。希望今后还可以把这个维持药量进一步降下来。

【杨仁池点评】 根据作者所述，根据业内制定的疗效标准判断，艾曲波帕对于作者并无疗效，继续服用没有道理。此外，艾曲波帕服用有些与其他药物的不同之处：不可将胶囊碾碎了服用；不可与含有高价阳离子的物质（如果汁、中药汤剂等）同时服用；不可分次服用，每天 1 次，最佳时间是晚饭后 4 小时再服用或者在早起服药后 2 小时再进食。

骨穿的变化

2016 年，我从医生、病友和药厂代理等各个渠道都得到了艾曲波帕在 2017 年就能在国内获得上市批准的信息，所以在印度时只买了一年半的药。

但是到了 2017 年秋天，买来的药已吃完了，艾曲波帕的上市批准却仍没有什么音讯。因服用药量不足，我的血小板又降了下来。10 月，我找到了上海医院的一位血液科专家，她了解我的病情后，同意我换用特比澳来治疗。

接下来，我自费打了 14 针特比澳，但打针前后及中间的 3 次血常规检查，血小板计数都是 $8×10^9/L$，没有一点变化。专家也觉得奇怪，要我再做骨髓穿刺检查，结果样本骨髓中没有找到一个巨核细胞。专家知道我也是搞科研的，所以很坦率地告诉我现在这已是骨髓衰竭，没有药与其他疗法了，将来还可能发展成再生障碍性贫血、骨髓增生异常综合征、白血病等。这个结果打破了我希望依靠艾曲波帕维持下去的念头，但因为我患 ITP 已 10 余年，并不感到特别意外和难以接受。

【杨仁池点评】 骨髓涂片没有巨核细胞要看是什么情况，如果是因为骨穿时稀释，即混入血液，则不能据此判断骨髓衰竭。如果骨髓涂片中成熟粒细胞的分叶核细胞比例大于杆状核细胞，即可初步判断为骨髓稀释。此时必须结合骨髓活检的结果来综合判断。

"药补不如食补，食补不如神补"

我决定，既然已经这样，那今后就由我自己来做自己的医生了。我以前曾在 ITP 家园对一位病友的"药补不如食补，食补不如神补"一语表示特别赞同。我做了一些调研工作，然后从日常生活作息、健身锻炼和食补上分别采取相应对策。前两项我从以前就很注意，所以现在开始主要从每天的食物上下工夫。除了适量补充维生素外，我不再服用任何 ITP 的治疗药物，另外除了每月测一次血常规外，也不去医院了。食物以增加新鲜果蔬（猕猴桃、西柚、香蕉、西红柿、黄瓜……）、花生、超微破壁花生衣粉、核果、奶制品为主。因为我已75岁了，不可能一样样食物慢慢去尝试，所以采取广种薄收的方法，对我身体疾病有益的都适量经常坚持服食。

几个月后，大概是从今年3月起，我的血小板计数开始逐步上升了，到9月份，已经达到了$20×10^9/L$，与我前几年服用艾曲波帕后达到的指标一样。之后的连续4个月，血小板计数都一直维持在这个数值，包括最近的一次检测。这个结果大大鼓励了我，因为我目前的生活十分轻松、正常、快乐，还省下了每年七八万的自费购药费用，所以我会继续坚持努力下去。

我虽然不是医生与研究ITP的医学科研人员，我的病也不一定可以作为典型样本供别人参考，但是我很想把自己的治疗过程告诉给其他病友们，与病友们一起分享交流各自治疗的心得体会。

这些年来，我的最主要的体会就是：得了ITP不要紧张和恐惧，心情要放松，态度要积极乐观。不能把一切希望都寄托在医院、医生与药物上面，要做自己疾病的总医生，因为只有自己才最了解自己的体质性格与日常生活的方方面面。另外，除了药物外，精神因素（乐观、放松、爱心、感恩……）与每天摄入的大量食物、进行适量的运动都是治疗疾病的重要方式。我作为一个75岁的衰弱老人都能出现这样好的治疗成绩，那年轻的病友们又有什么理由不去创造出更多的治疗奇迹呢？

最后我说几点作为一个ITP老病人的个人体会

对ITP病人，特别是对其他疗法无效的难治性ITP病人来说，艾曲泊帕有疗效的比例较高，特别是在减少出血现象方面的效果比较明显。且只要保持用药，疗效就比较稳定，也没有明显的副作用。现在艾曲波帕已经属于诺华制药的药物了，也已经在国内上市了，病友们不需要到冒着风险处去找国外代售，但是价格昂贵这是现实，并且一旦用药很可能需要终身服用，以后可能会出现的后遗症现在还都不好说，所以用药也需慎重。

从我本人十多年的治疗经验或体会来看，ITP 是个麻烦的慢性病，需要长期坚持治疗。所以患者不要天天盯着血小板计数，只要保持心情愉快、生活规律，注意避免一些造成出血症状的因素，你就可以活得很好，和普通人的生活质量并没有多少差别。

我本人也是这样。虽然有很长一段时间，血小板计数都在 $6 \times 10^9/L$ 左右，有时身上还会出现紫癜，但这些并没有影响我的日常生活。我几乎每天都会通过游泳、快步行走来锻炼身体。另外，每年我都会出国旅行，有时甚至还是辛苦的背包游，但我的体力也并不比其他旅友差。

当然，每个人的具体情况不一样，大家都要根据自身的情况做一些科学的分析总结。我是搞科研的，因为在试验过程中每周都要检测各种指标，所以我自己也私下加入了各种针对自己的小试验。例如，这两周我大量吃花生皮，那两周我天天喝红酒，多吃鱼……看看血小板计数各方面会有什么不同反应。但实际上，这些做法对血小板计数并没有产生任何影响。所以对于食物，我一直都不忌口，几乎什么都吃，当然有些已明显证明不利于 ITP 的（如黑木耳、阿司匹林等），我还是会避免服用的。

我一直相信，我们每个人的身体都有很强的自愈能力与补偿能力。"上帝为你关上了一扇门，他就会为你同时打开一扇窗户。"就像盲人的听觉会更灵敏、高原缺氧的西藏人血液中红细胞数更高一样，我想 ITP 患者如果保证生活稳定、症状稳定，那么他的机体也会在较低的血小板计数下获得一种新的平衡。在旅途中，我看到 ITP 家园的志愿者们一直在热心从事公益事业，看到了大家对生活的热爱、对家人的关切……这些都是值得我们所有人学习的。最后祝福所有的病友和家属，以及志愿者们平安快乐！健康如意！

【杨仁池点评】 此文作者的心得应该可以供其他 ITP 患者借鉴。

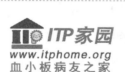

坎坷的路，笑着走

◎作者/ 娃娃天天笑

◎整理/ 胡嘉思　孟桐妃

年少时不知道慢性疾病是什么，总以为它并不会跟随自己很久。伴我同行的应该是美好岁月，每天蹦蹦跳跳，穿着妈妈用那双磨成老茧的双手一针一线缝制给我的裙子快乐起舞，慢慢长大，然后实现自己的理想，学医当一名白衣天使。

事与愿违，当年我毕业时，因为差几分不够卫校指标，我选择不再复读，高价去上学。父亲不同意，一气之下我躲进成片的玉米地里，天空飘着小雨，整整待了一天，淋湿了自己。当家人找到我的时候，我就有点发烧，这次感冒对我来说是一场灾难。

那时是 1995 年 8 月，以为感冒好了，我就利用暑期帮邻居家给西红柿果撒农药，谁知道导致严重过敏，过敏后感冒加重，几天后小腿出现大量出血点，鼻腔牙龈出血严重，当时就诊于我们当地市级医院，怀疑是白血病，后被诊断为 ITP，住院时用了大剂量激素治疗 3 个月效果不明显，被迫出院。后来又在当地吃了半年中药，总算是控制住了出血，后因家庭条件不好放弃治疗。

那时候很无知，认为这病不能结婚不能生孩子，心理压力巨大，总觉得生命很短，因为这些我错过了懵懂的爱情，不想因自己毁了别人，每天心事重重。

1998年，我因急性阑尾炎化脓需要做手术，当时血小板只有$30×10^9$/L，打了4天抗生素后血小板$50×10^9$/L，进行手术，术后恢复良好。

【杨仁池点评】 如果是现在，医生不得不将血小板提升至正常水平后再进行手术。在血小板正常的情况下如果手术出现意外情况，除非是责任事故，医生理论上不需要承担任何法律责任。反之，如果血小板减少时进行手术，即使是因为非责任事故的原因出现意外，在目前的社会环境下，医生都不得不承担法律责任。这就是社会舆论造成的对于医务人员和医疗机构不公平的地方，导致医生和医疗机构作出不得已的选择。

2000年，学校毕业时体检血小板$98×10^9$/L，我独自一人来到北京，在到北京的第五天认识了我生命中最重要的人——我的老公。爱情很伟大，让我有了希望，我默默下定决心一定要留在北京这个大城市，给自己找到一块可以立足的地方，我开始努力工作，我要做到更好。

2002年下半年发现自己怀孕了，出于多种原因我在孕40天做了人工流产，当时检查血小板正常。没想到的是，这次的流产，让我一生与母亲这个伟大的称谓错过了。

2003年冬天，因工作劳累，我又被感冒的同事传染，我的血小板再次降到$8×10^9$/L，牙龈、小腿、鼻腔都有出血。到北京的医院就诊，输激素冲击3天，口服激素3个月，激素剂量10片/天起，陆续减量。在我每天吃5片的时候，血小板在$30×10^9$/L左右。后期停了激素改口服中药，那半年没复查血常规，也没有不舒服的症状，只是偶尔感冒会有出血点，很快就能恢复。

马拉松式的恋爱持续了整整 7 年，在爱情面前，疾病好像真的不那么重要了，爱人眼里的我是个积极努力、乐观善良的外地来京拼命三郎。

2005 年 10 月我结婚了，但是因婚礼的操劳和情绪不稳定，又加之感冒，我血小板严重降低。我再次走向了治疗之路，治疗方法与 2003 年那次一样激素冲击后改口服，又服用了中药 3 个月，血小板 $50 \times 10^9/L$。

2007 年底，感冒导致血小板降到了 $8 \times 10^9/L$，而且有出血症状。我住进了北京很有名的一家中医院，第一次输注了 3 天昂贵的丙种球蛋白。血小板最高达到了 $150 \times 10^9/L$，后期又降到了 $50 \times 10^9/L$。后又随着激素减量，血小板值就降到 $10 \times 10^9/L$ 左右。中医院的医生建议吃达那唑，用了一段时间达那唑，前期有效，后面血小板又维持在 $(8 \sim 10) \times 10^9/L$，我知道我现在中药也无效，但是貌似可以控制出血。

2008 年 2 月，我出血症状非常严重，血小板低至 $2 \times 10^9/L$，随即住院。使用了激素、输血小板、丙种球蛋白、长春新碱都有效，但是只要药物减量血小板就维持不住，住院时间长达 2 个月，最后医院也没什么办法，我在血小板 $5 \times 10^9/L$ 的时候被迫出院。

2008 年 3 月底，我又住进了另一家中医院血液科慢慢减掉激素，住院口服中药 2 个月，出血逐渐得到控制，出院时血小板 $10 \times 10^9/L$。

2008 年起，我就放弃了西药，开始吃中药，血小板始终都在 $20 \times 10^9/L$ 左右，出血不明显。可以说看过的中医很多，就诊的每位医生都在半年至 1 年以上，几乎血小板一直都在 $(20 \sim 30) \times$

10^9/L 徘徊。

【杨仁池点评】 作者使用激素时间过长，这也直接导致了后面的各种副作用。此外，关于中药，我个人并不认为有任何中药能够提升血小板计数，中药能够止血是大家公认的，单纯为了提升血小板而长期服用中药并非明智之举。

2012年底，我开始有了血压高的症状，我很大意就没治疗。2013年2月，我突然连续失眠10天，几乎就是完全不睡觉，白天亢奋，每晚在躺在床上后1个小时左右就会肩颈动脉血管紧张，抽搐、僵硬、心慌，脖子、头皮里全是汗，血压升高170/100mmHg。多次因身体不适晚上急诊，多家医院做了多项检查最后确诊高血压。开始服用降压药，先是硝苯地平，因服用后脚踝水肿换成代文80，血压一直控制在125/75mmHg。这期间我也一直吃治疗血小板的中药，出血症状不是很明显了。

2014年2月，再次发病，同上次一样，似乎紧张抽搐、僵硬、心难受、头和脖子出汗更严重，看了精神医院说轻度抑郁症。我一向认为自己性格开朗，自己都不肯相信会得抑郁症，就没有去专门治疗，我开始用音乐疗法恢复心情。后期我的症状越发增多，单侧眼睛胀痛，脑部血管疼，腰疼，胳膊麻，后背疼，心口不适……我开始看肾内科，检查发现尿潜血阳性，其他几项指标都不正常，医生说不用治疗，女性常见病。

2014年4月，在服用中药1个月后突然月经不止11天，血小板 $2×10^9$/L，紧急输了1个单位的血小板和1天的丙种球蛋白控制住出血。后去了北京最权威医院血液科就诊，专家建议我全面检查风湿免疫。

初查就被诊为抗磷脂综合征，为了确诊，间隔2个月复查，最终还是被确诊为抗磷脂综合征。我当时的心情真是无法形容，我在 ITP 家园网站发了一个病例帖，标题为《20 年的 ITP 转到了免疫科》，我的心思五味杂陈。在这里我也建议 ITP 病友们在血小板没有恢复正常前，每年都做一次免疫全面检查。

【杨仁池点评】 抗磷脂综合征是一种自身免疫病，ITP 到目前为止仍然是一种除外性诊断，中青年女性是自身免疫病的高发人群，部分患者可以单纯的血小板减少为首发表现，没有其他免疫学指标异常，因此会被诊断为 ITP。此文作者应该就是这种情况。

在结婚的 10 年里，我爱的人也备受折磨，来自于他的家庭压力、来自于我自身的不认命、来自于同事朋友的质问，这个男人煎熬着相伴我整整 19 个年头。我多次劝他放弃我，他说我带给他的快乐大于伤痛，挚爱就是只要远远地看着你幸福我就幸福，他还说最困难、最穷都一起走过来了，我相信你会好起来的！

这就是支柱与力量，让我有勇气努力前行，即使医院病危通知下得再多，我都可以自己签字，告诉自己明天也许会更好。

免疫科专家认为是抗磷脂综合征导致我婚后多年的免疫性不孕，这一年我是在免疫科治疗，使用化疗药期间意外怀孕，当得知怀孕后心情非常复杂，我很想当母亲，但是医生对我说孩子坚决不可以生下来，本身我的血小板数值极低，又使用了免疫抑制剂，不但孩子有可能不健康，我的身体也承受不起。这个决定像跷跷板，两头都无法预计结果，平衡是不可能的，我想跟老天爷搏斗一次，但老天没有眷顾我，多方专家评估结果都让我放弃，我知道和这个宝宝一别就是一辈子，只有来生再见。最终我住院用了激素静脉注射、口服，5 天后血小板在 $38×10^9$/L，输注了血小板施行手术，所幸最后手术很成功。

2015 年，我的血小板一直在 $8×10^9$/L 左右，抗心磷脂抗体一直高，吃过很多种免疫抑制剂，都以无效告终。还在服用大剂量激素，身体被折腾得每况愈下，免疫科主任跟我说停药找中医看看吧。

直到 2018 年 3 月，我一直奔波于看中医的路上，也去过外省，有些是给病友看好病的好中医，但是对我最终都无效。在这里要分享一下看中医的心得，其实每个中医都有自己主攻的思路，他的思路也许正好就是你体内的正确解码，你就被治愈了，能遇上对路的中医而被治愈真需要缘分。人体细胞免疫功能太复杂，世界难题，不要过度要求医生能治愈你，如果不出血或控制住出血，心态、情绪、适当锻炼、饮食都很重要是恢复免疫的良药。

在生病这些年里，可以用"你不抑郁谁抑郁"来形容我，你有再强大的心理，也抵抗不了恐惧，主要表现就是出血点、牙龈出血、例假不止这些症状。症状一出现，我的神经就高度敏感，反复这样日积月累我真的觉得自己抑郁了。

看病这些年我把自己奋斗的积蓄几乎花光，当年来北京我就开始努力赚钱，省吃俭用攒下点钱都因治病全部花光。看着父母和爱人为我操心，我选择赚钱养活自己，少花多赚留钱，自力更生是硬道理。

2017 年是我最惨的一年，病情越发的严重了，血小板一直在 5×10^9/L 以下，每天与出血相伴，感觉自己真的没有希望了，面临死亡的边缘，开始用了更多止血药，中医看到没医生可看的地步，两年的时间里一直就诊北京的血液科。这两年来，医生不断鼓励我，共同努力试药，努力坚持着。

2018 年 4 月份决定搏一次使用美罗华，选择最新治疗方案，住院一次输了 600mg，用美罗华前在门诊做了全面检查，属于符合用药条件，但是风险也很大，一般来说应该血小板在 $30×10^9/L$ 以上用药比较安全，血小板过低容易感染，免疫力低下导致其他疾病的概率很大。第二天入院，顺利化疗。美罗华用药后 60 天，血小板还是很低，只有 $8×10^9/L$，又出血严重，使用了 10 天血小板生成素，血小板升到 $40×10^9/L$ 就往下掉，停药 7 天血小板又回到原点，把我折磨得简直没人样。

实在走投无路，为了活下去我决定用昂贵艾曲波帕换命。吃艾曲波帕这条路也很坎坷，因为太贵了，我只能冒险去买国外的代购药，经过多方打听最后买到孟加拉版艾曲波帕，一盒 28 片。医生给的指导是每天 1 片，算下来每个月不到 3000 元，还在我可以承受的范围内。

2018 年 5 月 24 日开始服用艾曲波帕，每天 1 片 50mg，同时也在服用免疫抑制剂爱诺华（来氟米特）2 片，赛能 1 片，服用艾曲波帕前做了肝肾功能检查。每天服用 50mg，15 天时血小板 $55×10^9/L$；然后严重感冒了没治疗，服用艾曲波帕 30 天的时候血小板 $45×10^9/L$，这时开始服用治疗感冒的汤药好转，但是吃中药导致严重失眠；服用第 53 天时血小板 $190×10^9/L$；60 天时血小板 $130×10^9/L$，这时我的中医建议艾曲波帕减量，减为一天 25mg，一天 50mg；在第 70 天的时候，也就是减量第十天血小板计数降至 $60×10^9/L$；因为太担心我的血小板继续下降，艾曲波帕重新开始加量，我自己摸索着定了一个方案，连续三天 50mg，一天 25mg，这样重复；这种方式服用了十天，也就是艾曲波帕吃到 80 天左右的时候，血小板恢复到了 $115×10^9/L$；接下来的日子我就继续这样服用，血小板一直在 $(70~100)×10^9/L$ 之间浮动。

服用艾曲波帕期间，我跟几位病友一起试了多个国家的药，孟加拉版含量最低，如果吃过印度、美国和俄罗斯版 50mg，吃孟加拉版的必须加量，如同等剂量服用艾曲波帕，血小板 1 周下降很多，但是如果小剂量可以控制住病情，减轻病人经济负担最好，本身 ITP 这病也没有药物能达到痊愈，艾曲波帕也是比较好的控制性药物。

我的建议：在服用艾曲波帕的时候血小板数值可能会在一定时期内达到一个高峰值，病友们不要盲目减量，一定要在医生的指导下科学用药。

这些年当病情严重危及生命时，ITP 家园给了我太多帮助，跟桐妃相识在 10 年前，那时候的我们还都很年轻，我们有个愿望就是找到更多有同样疾病的病友一起看病一起找好医生，帮助大家。后来因为我的病情一直不受控制，也无力跟桐妃一起去努力。但是没想到桐妃真的做到了，她在这 10 年里把 ITP 家园做得有声有色，并且找到了越来越多志同道合的志愿者，聚集了中国权威的中西医专家在线为病友们服务。还在 2016 年发起了"3·20 中国血小板日"，这 3 年每次我都拖着疲惫出血严重的身体参加活动，得到专家的会诊帮助，少走很多弯路，桐妃在我心目中的就是血小板病人的女神……爱你！

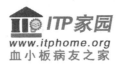

越来越好，幸福相伴我左右

◎作者/ 明　悦
◎整理/ 胡嘉思　姬大侠

2001 年，那个多事的秋天让我至今都难以忘怀。

10 月，父母去参加同事孩子的婚礼。回到家后，父亲发现自己身上都是血点。其实这一年来，父亲一直都很注意自己的身体，也知道自己的状况，可他的病还是复发了。医院开了单子，父亲开始住院。

而我，因单位有重要活动，所以最近的 3 个月一直在加班，没有休息。再加上同事请了婚假，我这个单身女就接下了两个人的工作，连轴转了一整个季度，体力透支非常严重。一天早上起来洗脸照镜子，我突然发现脸上全部是密密麻麻的出血点，我立刻检查了一下，幸好身上还没有出现出血点，但当时我还是直接去医院验了个血常规。

结果让我很绝望，是和父亲一样的血小板减少。随后做的骨髓穿刺也证实了，我患上的是 ITP。天啊，可是我还得瞒着住院的父亲，我不能住院，于是我开始偷偷吃药和输液。自从知道了自己的病，我整个人就没有了斗志，情绪低落，整个人都消沉下去。

2001年12月12日，下了一场很大的雪。凌晨的时候，父亲吐血了，亲朋好友和同事都赶到了。父亲闭着眼睛，喘着粗气，我握着他的手让他安心，父亲嘴里不停在说着什么，可是我却一句也听不清，最后父亲叹出最后一口气，眼角流下眼泪，不舍地走了。每当想到这里或跟别人说这时，我都忍不住会哭出来，这么多年，那个场景我永远忘记不了。

父亲走了，我和妈妈还得生活，而且还要照顾年迈的姥爷，谁也不能倒下。为了能带给自己正能量，我将网名改为笑笑。我渐渐从消沉中走了出来，开始积极治疗，经常去户外活动，多接触朋友，整个人也开朗起来。虽然我的血小板数值还没达到正常标准，但通过查询资料和学习，我懂得血小板达到了一定数值后也不需要过多治疗。精神状态好了，我的体力也好起来了，身体素质也好了，在不知情的人看来，我就是个健康人。

【杨仁池点评】 作者本人的经历给我们充分展示了心理因素对于ITP患者生活质量的影响。

恢复期间，我考了会计职称，重新工作以体现人生价值。这时，我还遇到了一个亦师亦友、美丽善良且富有爱心的朋友，她就是桐妃（孟寒冰姐姐），是她改变了我的想法和人生。通过新浪博客，我认识了她，并加入到病友群。我开始从什么都不懂的小白一点点成长到已经可以帮助其他病友，引导和宣传疾病知识和心理疏导，扫除医托、药托等。

2011年，怀着共同的想法和目标，桐妃姐与我们几个老病友共同建立了ITP家园的公益网站，希望能更好地服务于病友，为血小板疾病群体提供协助医疗救助、患者教育、技能培训以及生活和心理等多方面的全面帮扶。我负责论坛的疾病常识帖子整理、专家讲座的录音文字整理，以及病友 QQ 群的管理。从那时起，我开始觉得自己很棒很棒，能做志愿者帮助他人是件快乐的事情。

到了结婚的适龄，我有一段时间是自卑的，因为自己生这个病，怕大出血不能生育……在这里要感谢老公，他非常理解和体贴我，让我知道在合适的时间遇到合适的人是幸福的。我在刚认识他的时候，就告诉了他自己的病，但是他说愿意和我在一起，也有能力照顾我。和他在一起后，我从一个走路 10 分钟都觉得累、怕感冒冬天还要戴口罩的病人，变成了摘下口罩可以走几个小时也不怕累的健康人。现在我觉得自己都可以参加半马了吧，哈哈！

我这个人比较谨慎，想得也比较多。结婚后，我总怕自己的血小板数值不行，所以一直不敢生育，想着两个人做丁克吧。老公虽然表面支持，但有时也会暗暗表示想要个爱情的结晶。其实我也一直在备孕，不过心里总是不踏实，想让血小板高一点，再高一点。

那段时间我的工作一直很忙，整年都在头晕脑胀下过来的。我的血压也开始升高，白天查 125/85mmHg，下班后 130/90 mmHg。但我一直磨蹭着没去医院，终于等来了血压的全面爆发。不得已，咨询了两科医生后，开始服用降压药。但工作依旧紧张，我的高血压没有任何改善，失眠也困扰着我。这样过了 1 年多，我终于鼓起勇气，提出辞职。工作交接完后，我立马觉得轻松了好多，并订了次日的票去北京和老公团聚。

【杨仁池点评】 ITP 患者同时合并高血压会显著增加颅内出血的风险，必须控制好血压。只要血压正常，出血的概率与其他 ITP 患者没有区别。

2012 年 6 月，也就是我确诊 ITP 的第十一年。我在北京化验了血小板，结果为机器指血 22×10^9/L，人工检测 46×10^9/L，我是和桐妃一起去的医院，也是让她帮我看的结果，她中午还请我吃了大盘鸡。

6 月底听北京的病友说有位中医开的药很有效，于是我也去开了 1 个月的药。回到哈尔滨吃了几天后，发现腿上又开始出现出血点，我立刻停了中药和当时一起开的银杏叶，心想可能是中药的活血效果导致的。

2012 年下半年，我一直待在北京。因为体重大，又有高血压，所以我每天都去公园锻炼健走，减了点体重，总体比上半年的状态好了许多。但是睡眠障碍一直都有，不敢睡、害怕，就喘不上气、心跳快。后来和妈妈去广州旅游时情况就好了很多，妈妈说："在外头什么都挺好，看来还是旅游适合你。"

2012 年 12 月 8 日，ITP 家园在协和医院举办了首次医患交流会。那天我忘记吃降压药，但回到家测量血压发现什么事都没有，于是就开始停药。停药 1 周后，因为运动后觉得不舒服，我又恢复服用降压药。因为一直备孕，所以将降压药改成孕期也能用的络活喜，并坚持健走和食疗（三红汤，即红豆、大枣、红衣花生）。

2013 年 7 月，我发现了早孕，还是双胞胎。

事实上我是孕 8 周左右的时候，因为有了淡淡的出血迹象，且腿上有一些出血点，去医院检查才知道我即将是两个孩子的妈妈。医生说是双胞胎的时候，我担心是搞错了，告诉医生我还有子宫肌瘤。但医生很肯定地告诉我，有两个胎囊，有胎芽和胎心。我给老公和妈妈打电话，他们都不相信，还以为我是骗他们，直到我激动得哭了。桐妃姐还特意来看我和两个小宝宝，我记得我们还共同拿一个小本本记录当时的情形，很温馨。

为了安稳地度过孕期和平安生产，我回到了妈妈家。吃着妈妈做的饭，我的体重没少长，运动掉的肉都开始回来了。家里的天气好，我的心情也好，吃得顺口，静静地等待宝宝成长。在社区医院建档时，因为我当时是 35 岁，又是双胞胎，还有血小板减少这个问题，所以医生重重地在母婴手册盖一个三角型的章——高危！

孕 12 周的时候在社区医院检查，血小板计数 $31×10^9/L$，没有出血点。B 超检查两个宝宝的胎心正常，已经长成了人形。尿检结果显示尿蛋白（++），因为我高血压时曾经出现过尿蛋白（+），所以对这个结果比较在意，怕出现妊娠期高血压疾病影响孩子。好在过两天去大医院复查时，尿检的结果是正常的。

【杨仁池点评】 作者发生高血压的原因是否为长期使用激素？如果是原发性高血压，妊娠期间不宜服用降压药势必导致血压升高，妊娠本身也可以发生血压升高。

随着孕周增加，我的血小板计数也在不断升高。慢慢地升到了 $49×10^9/L$，$54×10^9/L$，$67×10^9/L$……住院期间，我每天用 10mg 的地塞米松，逐渐减量至生产后出院 2.5mg。生产前，我的血小板计数已经涨到了 $110×10^9/L$，所以也未做任何特殊措施。

【杨仁池点评】 在妊娠晚期可以使用激素或者丙种球蛋白，以提升血小板数。

3 月 17 日凌晨，我在解小便时发现出血。大夫做内诊说宫口开二指，建议上午施行剖宫产手术。我顺利地诞下了两个小马驹。两个宝宝都是男孩，分别是 4.8 斤和 5.3 斤，身长 50 厘米。像电视里演的一样，孩子被抱到我身边，我忍不住流下了眼泪。

现在，我的两个孩子已经 4 岁多了，上幼儿园中班。除了小宝在 1 岁前做过一次先天性心脏病手术外，两个宝宝现在都很健康，身高体重都偏上，也很淘气。我的状态也不错，感觉挺有力气，平时爱去户外跑步锻炼身体。因为宝宝爸爸工作比较忙，两个孩子基本都是我带，感冒发烧的有个小病都要一块得，为母则刚。

这几年，我的生活都是以孩子为重心，已经不太关注自己的病了。一直到宝宝 3 岁，我的血小板一直保持在 $30×10^9/L$ 左右，血红蛋白 $106g/L$，有些贫血，还吃了几个月的铁剂力蜚能。宝宝 4 岁时，我发现眼睛有血块，特意查了一下血小板，居然还 $49×10^9/L$，看来是逐年上升的趋势啊。

这么多年来，我最感谢的就是 ITP 家园的桐妃姐，还有热情的病友们，我们都成了无话不谈的好姐妹，工作之余也会闲聊八卦，聊聊家庭和育儿。

另外，我还要特别感谢我的老公。因为有你的陪伴，我才更加懂得爱的意义！

我相信爱笑的人运气不会差。上天只不过开了小差，让我们经历了一点痛苦，但是收获的幸福却是倍增的。人家都说我的耳垂大有福气，但很多事都要自己去努力，多做些有益的事，会让你更加幸运！

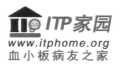

www.itphome.org
血小板病友之家

心怀感恩，砥砺前行（插图故事）

◎作者/ 怡　宝

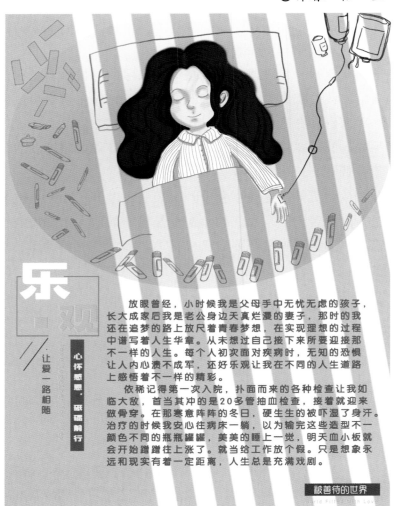

乐　观

//让爱一路相随

心怀感恩，砥砺前行

放眼曾经，小时候我是父母手中无忧无虑的孩子，长大成家后我是老公身边天真烂漫的妻子，那时的我还在追梦的路上放尺着青春梦想，在实现理想的过程中谱写着人生华章。从未想过自己接下来所要迎接那不一样的人生。每个人初次面对疾病时，无知的恐惧让人内心溃不成军，还好乐观让我在不同的人生道路上感悟着不一样的精彩。

依稀记得第一次入院，扑面而来的各种检查让我如临大敌，首当其冲的是20多管抽血检查，接着就迎来做骨穿。在那寒意阵阵的冬日，硬生生的被吓湿了身汗。治疗的时候我安心往病床一躺，以为输完这些造型不一颜色不同的瓶瓶罐罐，美美的睡上一觉，明天血小板就会开始蹭蹭往上涨了。就当给工作放个假。只是想象永远和现实有着一定距离，人生总是充满戏剧。

被善待的世界
World Filled With Love

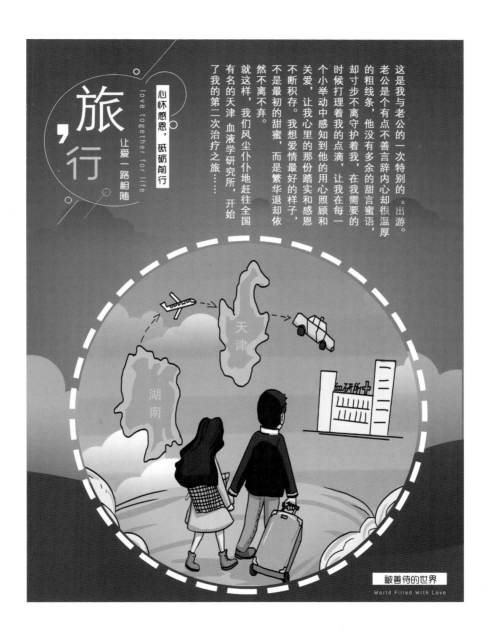

旅，行

心怀感恩，砥砺前行

love together for life

让爱一路相随

这是我与老公的一次特别的出游。

老公是个有点不善言辞内心却很温厚的粗线条，他没有多余的甜言蜜语，却寸步不离守护着我，在我需要的时候打理着我的点滴，让我在每一个小举动中感知到他的用心照顾和关爱，让我心里的那份踏实和感恩不断积存。我想爱情最好的样子，不是最初的甜蜜，而是繁华退却却依然不离不弃。

就这样，我们风尘仆仆地赶往全国有名的天津血液学研究所，开始了我的第二次治疗之旅……

被善待的世界

World Filled With Love

— 221 —

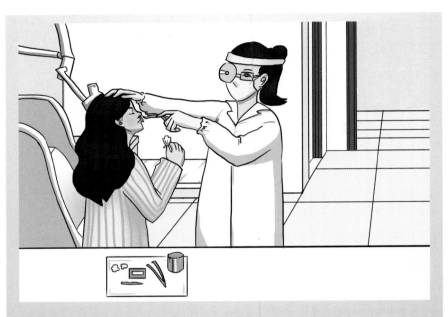

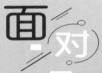

心怀感恩，砥砺前行

love together for lifev

让爱一路相随

本以为故事结束，从此我就可以过上幸福安康的日子了！没想到，回家一个星期后血小板又悄无声息地掉到了个位数。我再次光荣入院。护士姐姐对我的血库又是一次严密抽验，而我第二次骨穿和活检时顽强的骨密度让医生大汗淋漓，几番折腾我总算能躺下休息了，却没想到鼻血开始飞流直下三千尺，嘴里不停地有血块吐出，面对人生第一次突如其来的流鼻血，我还是慌了神，无奈我只好去耳鼻咽喉科堵上止血，那长长的棉条塞入鼻腔的滋味好比大脑被狠狠撕裂了，深刻体会了一把什么叫会呼吸的痛，瞬间我成功变身女版牛魔王。

被善待的世界

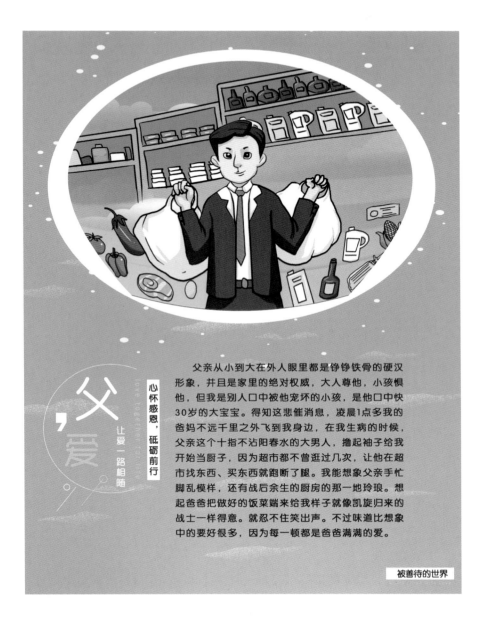

心怀感恩，砥砺前行

父亲从小到大在外人眼里都是铮铮铁骨的硬汉形象，并且是家里的绝对权威，大人尊他，小孩惧他，但我是别人口中被他宠坏的小孩，是他口中快30岁的大宝宝。得知这悲催消息，凌晨1点多我的爸妈不远千里之外飞到我身边，在我生病的时候，父亲这个十指不沾阳春水的大男人，撸起袖子给我开始当厨子，因为超市都不曾逛过几次，让他在超市找东西、买东西就跑断了腿。我能想象父亲手忙脚乱模样，还有战后余生的厨房的那一地玲珑。想起爸爸把做好的饭菜端来给我样子就像凯旋归来的战士一样得意。就忍不住笑出声。不过味道比想象中的要好很多，因为每一顿都是爸爸满满的爱。

被善待的世界

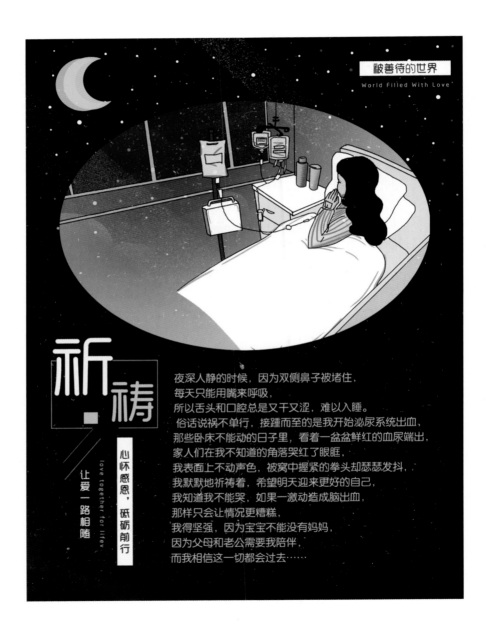

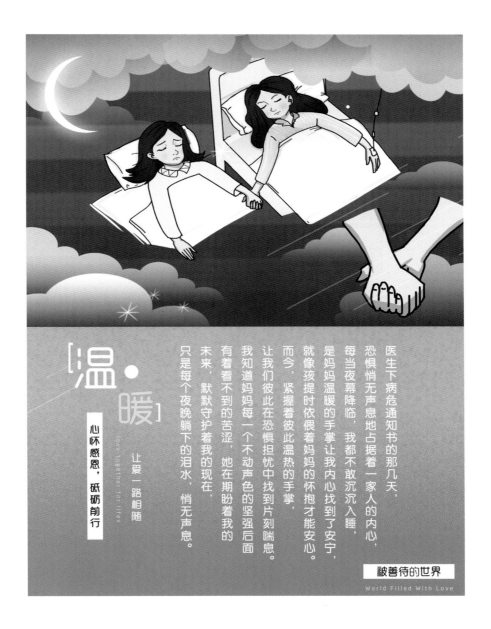

医生下病危通知书的那几天，恐惧悄无声息地占据着一家人的内心，每当夜幕降临，我都不敢沉沉入睡，是妈妈温暖的手掌让我内心找到了安宁，就像孩提时依偎着妈妈的怀抱才能安心。

而今，紧握着彼此温热的手掌，让我们彼此在恐惧担忧中找到片刻喘息。

我知道妈妈每一个不动声色的坚强后面有着看不到的苦涩，她在期盼着我的未来，默默守护着我的现在，只是每个夜晚躺下的泪水，悄无声息。

[温·暖]

心怀感恩，砥砺前行

让爱一路相随

love together for life

被善待的世界

World Filled With Love

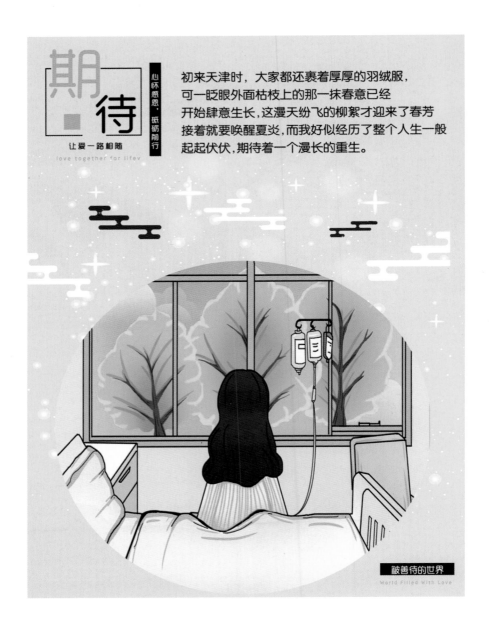

期待

心怀感恩，砥砺前行

让爱一路相随

love together for lifev

初来天津时，大家都还裹着厚厚的羽绒服，可一眨眼外面枯枝上的那一抹春意已经开始肆意生长，这漫天纷飞的柳絮才迎来了春芳接着就要唤醒夏炎，而我好似经历了整个人生一般起起伏伏，期待着一个漫长的重生。

被善待的世界

World Filled With Love

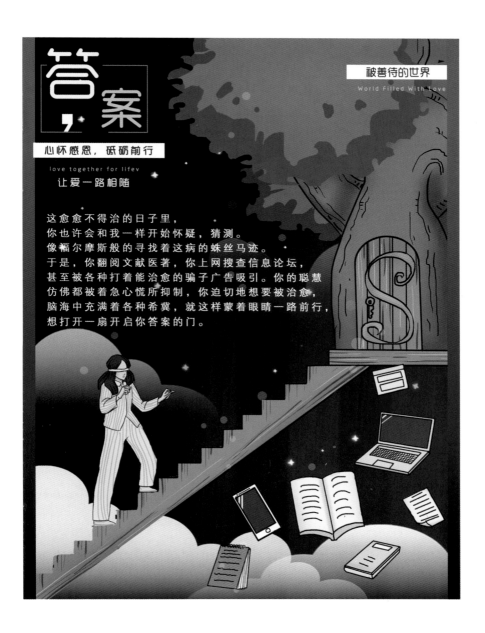

答案

心怀感恩，砥砺前行
love together for lifev
让爱一路相随

被善待的世界
World Filled With Love

这愈愈不得治的日子里，
你也许会和我一样开始怀疑，猜测。
像福尔摩斯般的寻找着这病的蛛丝马迹。
于是，你翻阅文献医著，你上网搜查信息论坛，
甚至被各种打着能治愈的骗子广告吸引。你的聪慧
仿佛都被着急心慌所抑制，你迫切地想要被治愈，
脑海中充满着各种希冀，就这样蒙着眼睛一路前行，
想打开一扇开启你答案的门。

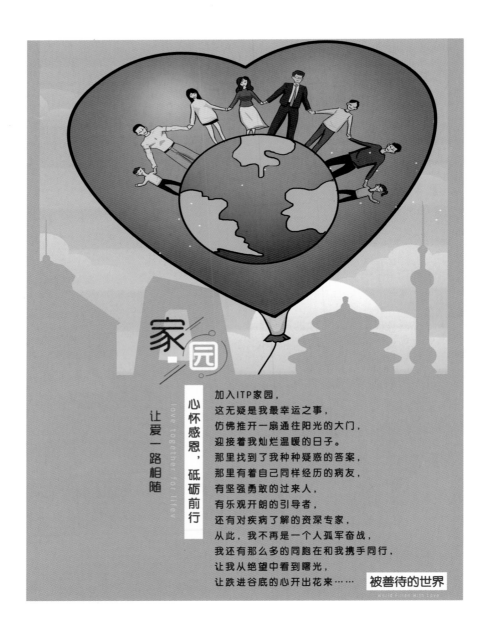

心怀感恩，砥砺前行

让爱一路相随

love together for lifev

加入ITP家园，
这无疑是我最幸运之事，
仿佛推开一扇通往阳光的大门，
迎接着我灿烂温暖的日子。
那里找到了我种种疑惑的答案，
那里有着自己同样经历的病友，
有坚强勇敢的过来人，
有乐观开朗的引导者，
还有对疾病了解的资深专家，
从此，我不再是一个人孤军奋战，
我还有那么多的同胞在和我携手同行，
让我从绝望中看到曙光，
让跌进谷底的心开出花来……

被善待的世界
world filled with love

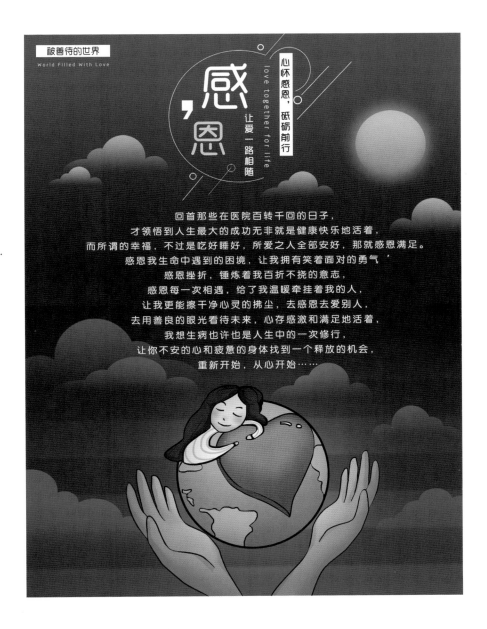

后　记

　　读完所有的故事，感慨万千。我们在各种场合反复强调，对于原发性 ITP 患者而言，应该以出血症状和体征为衡量病情严重程度的主要指标，不宜过分关注血小板计数。但是这些故事还是非常令人遗憾地让我们看到，无论是患者、患者家属还是医生都过分关注血小板计数，以至于过度治疗或者过于谨小慎微。虽然作为一种自身免疫病，大多数慢性 ITP 患者目前还无法治愈，但是只要我们对于此病有正确的认识，坦然面对，处理得当，我们相信多数患者的生活质量不会受到太大的影响。

　　作为对于所有患者、患者家属和医务人员的建议，希望大家在今后的生活和工作中能够考虑以下几点：①选择治疗方案时首先看出血严重程度，其次看病程长短，最后还要考虑患者的经济承受能力；②儿童 ITP 患者，尤其是低龄儿童，可以依靠静脉丙种球蛋白来维持血小板在安全的水平，等待自发缓解的到来；③慢性 ITP 患者，治疗的选择大体可以分为三类：血小板生成素/血小板生成素受体激动剂、免疫抑制剂、脾切除。如果经济条件许可，不愿意接受脾切除，希望尽快提高血小板计数，建议选择血小板生成素/血小板生成素受体激动剂；如果希望疗效持久，可以选择利妥昔单抗（美罗华）；如果经济条件有限又希望"治愈"，应该选择脾切除；④月经多且已经生育者，可以选择达那唑，既经济又有效（我们的数据显示，慢性ITP患者有效率大于60%）；⑤关于糖皮质激素的使用，切忌过久，地塞米松也不能用于长期维持治疗。

需要指出的是，ITP是一种高度异质性疾病，个体间差异很大。其他合并症、患者从事的职业、活动强度等等都会影响患者的出血表现。虽然说"久病成良医"，一旦出现意外或者出血，我们还是建议大家及时就诊，寻求专业人士的诊疗。

我们要特别说明：本书的观点仅代表我们的个人观点，不可作为法律根据，也不承担任何法律责任。

最后，我们以习近平总书记最近的讲话与大家共勉："历史不能选择，现在可以把握，未来可以开创。"让我们医患携起手来，为ITP患者更加美好的明天共同努力！

杨仁池　周泽平　周　虎

2019年1月

编 者 寄 语

孟寒冰（孟桐妃）：希望每一位病友和家属都能够尽量地让自己放松心态，坦然地面对疾病。重症状、轻板值，让我们一起笑对人生！

王　钱（郡瑶爸）：衷心希望社会各界进一步关爱 ITP 患者群体；衷心希望 ITP 患者病有所医、心有所养；衷心希望医患关系更加和谐。

冉金娣（阿冉）：每一个故事背后都有一段难忘的经历，感谢你们的分享，希望有幸看到这些故事的人，都能从中汲取营养，获得能量，治疗之路能少走弯路，一路坦荡直达健康！

张英娜（雨菲妈）：对很多人来说，疾病是可怕的，但对疾病的恐惧来源于无知；医生是高冷的，但误会来源于缺乏深入的理解。希望医患间多一些沟通，携手面对疾病。

高　航（大三哥）：对很多慢性病来说，我们要学会用知识武装自己，用治疗来保护自己，提高生活质量，为社会作出应有的贡献。医患携手抵御病魔。

胡嘉思：人言病压身，往往延寿己。如果我们改变不了疾病本身，那就端正对待疾病的态度。希望你我即使带病生活，仍能微笑面对人生。

段君怡（怡宝）： 每个人都有不同的痛苦，有些痛苦的根源来自贫瘠，有些来自身体疾病的缠绕，抑或者内心的恐惧。人生总是充满戏剧，痛苦的背后总是有零星的快乐和幸福存在，也许你总是忘却它的存在，触碰不到它的温暖，但如果你守护着它，它就拥有了足以燎原的力量……

姬献英（姬大侠）： 在治疗疾病的过程中，最重要的就是要保持平和的心态，既不能讳疾忌医，也不可过度治疗。希望患者和家属都能积极学习疾病相关知识，并与医生保持充分的沟通和相互理解，坦然地面对和对抗病魔！